AF205165

Welcome to Germany-Knigge 2100

Umgangsformen, Verhaltensmuster und gesellschaftliches Miteinander im deutschsprachigen Europa

Horst Hanisch

© Zweite Auflage: 2019 by Horst Hanisch, Bonn

© Erste Auflage: 2016 by Horst Hanisch, Bonn

Bibliografische Information der Deutschen Nationalbibliothek: Die Deutsche National-bibliothek verzeichnet diese Publikation in der Deutschen Nationalbibliografie; detail-lierte bibliografische Daten sind im Internet über dnb.dnb.de abrufbar.

Der Text dieses Buches entspricht der neuen deutschen Rechtschreibung.

Die Verwertung der Texte und Bilder, auch auszugsweise, ist ohne Zustimmung des Autors urheberrechtswidrig und strafbar. Dies gilt auch für Vervielfältigungen, Über-setzungen, Mikroverfilmung und für die Verarbeitung mit elektronischen Systemen.

Die Ratschläge in diesem Buch sind sorgfältig erwogen, dennoch kann eine Garantie nicht übernommen werden. Eine Haftung des Autors und seiner Beauftragten für Per-sonen-, Sach- und Vermögensschäden ist ausgeschlossen.

Aus Gründen der einfacheren Lesbarkeit wird auf das geschlechtsneutrale Differenzie-ren, zum Beispiel Mitarbeiter/Mitarbeiterin weitestgehend verzichtet. Entsprechende Begriffe gelten im Sinne der Gleichbehandlung für alle Geschlechter.

Idee und Entwurf: Horst Hanisch, Bonn

Lektorat: Alfred Hanisch, Bonn; Annelie Möskes, Bornheim

Buchsatz: Guido Lokietek, Aachen; Horst Hanisch, Bonn

Umschlag: Christian Spatz, engine-productions, Köln; Horst Hanisch, Bonn

Fotos/Zeichnungen: Sofern nicht anders angegeben: Horst Hanisch, Bonn

Herstellung und Verlag: BOD – Books on Demand GmbH, Norderstedt

ISBN: 978-3-7494-1992-0

Welcome to Germany-Knigge ^{2100}

Umgangsformen, Verhaltensmuster und gesellschaftliches Miteinander im deutschsprachigen Europa

Horst Hanisch

Inhaltsverzeichnis

Prolog

Einem Gast gegenüber gewalttätig zu werden, gilt als Frevel;
wer aus irgendeinem Grund zu ihnen [den Germanen] kommt,
den schützen sie vor Unrecht und behandeln ihn wie einen Unverletzlichen;
ihm stehen die Häuser aller offen, und er hat Teil an ihrem Leben.
Gaius Julius Cäsar, röm. Staatsmann,
(100 - 44 v. Chr.)

Welcome to Germany

Willkommen, ¡Bienvenido!, Bienvenue, Welcome, Hoşgeldin, Witamy, Huānying, Benvenuto, dobro pozhalovat', Tarhib, ….

Da der Text dieses Buches kaum in allen Sprachen geschrieben werden kann, beschränken wir uns auf die deutsche Sprache.

ich freue mich, dass Sie vorhaben, diesen Text zu lesen. Er ist für Menschen geschrieben, die nach Deutschland kommen. Und zwar deswegen, weil sie hier studieren, arbeiten oder einfach nur leben wollen.

Egal, ob Sie als Geflohene/r, Tourist/in, Arbeitnehmer/in oder wegen der Liebe hierherkommen – Sie sollen sich wohl fühlen.

Ein Sprichwort lautet: „Andere Länder, andere Sitten." Vielleicht haben Sie hier schon die ersten Erfahrungen sammeln können.

Sie werden sich wundern, wie seltsam Ihnen die hier Lebenden vorkommen können.

Selbst innerhalb Deutschlands gibt es die unglaublichen Unterschiede. Je nach Region und Bundesland hören Sie sprachliche Besonderheiten und sehen Sie lustige und/oder ernstzunehmende Brauchtümer und Riten.

Selbstverständlich sind die kulinarischen Vorlieben dem regionalen Gaumen angepasst.

Bestimmt haben Sie auch schon einige Dinge über Deutschland gehört. Vielleicht solche Behauptungen wie:

„Die Deutschen …

… trinken alle Bier,

… tragen alle Lederhosen,

… essen alle Sauerkraut."

Der Spitzname der Deutschen im Zweiten Weltkrieg war übrigens ‚Krauts', abgeleitet vom Sauerkraut.

Fragen Sie doch mal den nächsten Deutschen, den Sie treffen, wann er das letzte Mal Sauerkraut gegessen hat. Entweder werden Sie auf ein begreifendes Lächeln treffen oder auf ein nicht verstehendes Stirnrunzeln stoßen.

Sonstige Stereotypen, die Fremde über die deutschen Menschen kennen, beziehen sich auf grandiosen Fußball, schnelle Autos und absolute Pünktlichkeit. Ob die Stereotypen wirklich so zutreffen?

Stereotypen

Stereotypen entsprechen Vorurteilen. Ein Stereotyp ist das vereinfachte, feststehende Urteil zu Personengruppen.

Bedauerlicherweise haben auch sehr viele Deutsche bestimmte Vorurteile Fremden gegenüber. Beispielsweise: Alle Schweden sind blond – alle Türken essen Knoblauch – alle Italiener sind gute Liebhaber – alle Franzosen trinken Rotwein – alle US-Amerikaner kennen keine Esskultur.

Dummerweise sind manche Vorurteile recht negativ zu bewerten. Stehlen, Handtaschen rauben, vergewaltigen, Ausnutzen der Sozialsysteme, einbrechen und vieles andere mehr. Wohl wissend, dass diese Behauptungen nur auf eine deutliche Minderheit zutrifft, hängen diese Vorurteile ständig im Raum.

Es kann also sein, liebe Leserin, lieber Leser, dass Sie auf hier Lebende treffen, die nicht unbedingt wohlwollend und mit offenen Armen auf Sie zukommen.

Die meisten Menschen in unserer Kultur hingegen haben kaum oder keine Ressentiments gegenüber Fremden.

Sie sind manchmal nur nicht gewohnt, wie sie mit Personen anderer Kulturen richtig umgehen sollen. Hin und wieder schwingt auch etwas Furcht vor Unbekanntem mit.

Umso wichtiger ist es, dass Sie zu den hiesigen Umgangsformen und der Etikette einen gewissen Zugang erhalten. So vermeiden Sie zumindest, in einige peinliche Fettnäpfchen zu treten. Viel Vergnügen in der deutschen Kultur.

Willkommen in Deutschland!

Das Wort ‚Willkommen‘ zeigt bereits, dass ein Gast mit offenen Armen und lächelnd empfangen wird. „Ich will, dass du kommst. Fühle dich geborgen in meinen Armen."

Dem Gast wird neben einem sicheren Raum das Beste geboten, das der Gastgeber aufzutischen hat. Lecker zubereitete Speisen, erfrischende Getränke, ein passendes Ambiente gegebenenfalls bei untermalender Musik – aber auch Geborgenheit und Sicherheit.

Es wird sich unterhalten, nach dem Wohlbefinden erkundigt und es wird auf Besonderheiten und Sehenswürdigkeiten hingewiesen. Bei Bedarf wird dem Gast eine gemütliche Möglichkeit zur Übernachtung angeboten.

Sollte der Gast längere Zeit vor Ort bleiben wollen, wird ihm zum Beispiel Hilfestellung bei der Wohnungs- und bei der Arbeitssuche gegeben.

Der Gastgeber kann von den Erzählungen des Gastes profitieren. Was ist in den anderen Ecken der Welt los? Welche Neuigkeiten gibt es?

Durch Reisende, die Ware oder Leistung anbieten, kann ebenso profitiert werden. Dem Einheimischen erschließen sich nicht nur die Reichtümer der Welt, sondern es eröffnen sich ihm auch fremde Denkweisen. Weiter kann er, zum Beispiel im gastronomischen Bereich, vom Fremden deutlich durch dessen in Anspruch genommene Dienstleistungen profitieren.

In Deutschland gab es in den fünfziger und sechziger Jahren die sogenannten Gastarbeiter, ohne deren Hilfe der aktuelle wirtschaftliche Erfolg kaum hätte erreicht werden können. Es stellte sich schnell heraus, dass die Nachkommen dieser Gastarbeiter bald nicht mehr als Gäste gesehen wurden.

Aus Gästen werden Staatsbürger – Integration

Mittlerweile wird auch bevorzugt der Begriff Migranten statt Fremdarbeiter gewählt. Viele wurden deutsche Staatsbürger und leben in der dritten Generation hier.

Ebenso viele haben sich gesellschaftlich und beruflich optimal integriert und in verschiedenen Bereichen ihren Lebensweg gefunden beziehungsweise Karriere gemacht.

Nach wie vor kommen ausländische, hochqualifizierte Menschen zu uns, um zu studieren oder dauerhaft zu arbeiten. Auch Sie werden überwiegend als Migranten bezeichnet.

Willkommen in Deutschland?

Täglich kommen Fremde nach Deutschland, aus touristischen, gesellschaftlichen oder beruflichen Gründen. In jüngster Zeit, konkret und deutlich ins Bewusstsein kommend seit dem Jahr 2015, überrennen förmlich Hunderttausende die Grenzen, weil sie aus wirtschaftlichen Gründen oder aus Furcht vor Kriegen und Verfolgung die eigene Heimat verlassen mussten.

Auch in dieser Situation mit unerwartet vielen Gästen, die nun als Flüchtlinge bezeichnet werden, gab es in vielen deutschen Städten eine spürbare Willkommens-Kultur. So wurden Bilder nicht nur vom Münchner Hauptbahnhof gezeigt, in denen den erschöpften Ankommenden zugejubelt wurde.

Viele Stimmen aus Politik und Bevölkerung warnten vor nicht zu bewältigender Herausforderung, allein schon aufgrund der schieren Menge an Zugereisten.

Und dann geschahen bösartige Übergriffe von Fremden auf hier lebende Menschen. Die Situation in der Silvesternacht des Jahres 2015 auf die Neujahrsnacht 2016 alleine rund um den Kölner Hauptbahnhof ließen die Wellen der Emotionen wochenlang in die Höhe treiben.

Darf sich ein Gast so verhalten? Darf er Gastgeber unsittlich berühren, vergewaltigen, bedrohen, ausrauben, in panische Angst versetzen? Werden die Betroffenen (in diesem Fall hauptsächlich Frauen) diese fürchterlichen Übergriffe jemals psychisch verarbeiten können?

Regeln des Gastlandes gelten

Das Risiko der Verallgemeinerung auf bestimmte Menschengruppen für Personen einer bestimmten Rasse, Nationalität oder Religion oder für Angehörige einer spezifischen sozialen Gruppe schien bestätigt.

Jedem seriös denkenden Menschen sollte aber klar sein, dass eine Verallgemeinerung aus diesen Gründen falsch und kritisch ist. Die überwiegende Mehrheit der Fremden verhält sich ebenso korrekt, wie es erwartet wird.

Hier heißt es eindeutig, dass die im Gastland geltenden Regeln ausnahmslos beachtet werden müssen. Das gilt selbstverständlich auch für Touristen, egal in welches Land sie reisen. Umgangsformen, rechtliche Vorgaben, kulturelle Werte und andere gelten uneingeschränkt.

Deshalb ist es umso wichtiger, dass jeder – egal ob Fremder oder Einheimischer – die Persönlichkeit des anderen uneingeschränkt achtet. Um es noch einmal klar zu machen: die meisten Menschen verhalten sich anderen gegenüber sowieso respektvoll.

Keineswegs soll der Schwerpunkt auf vermeintlich straffällig gewordene Menschen gelegt werden, sondern auf denjenigen, der, egal aus welchen Gründen, in unser Land kommt.

In diesem Buch sollen nicht nur Schutzsuchende angesprochen werden, sondern auch Studierende aus fremden Ländern, die ein Semester oder länger hier verbringen wollen. Und natürlich auch Arbeitnehmer und Geschäftsleute, die in der hiesigen Kultur vorübergehend oder auch längerfristig zu tun haben.

Willkommen in unserer Kultur

Liebe Leserin, lieber Leser, dass es in anderen Ländern andere Lebensweisen und Verhaltensmuster gibt, dürfte jedem bekannt sein. Trotzdem ist immer wieder festzustellen, dass Menschen aus anderen Kulturen – verständlicherweise – ihre eigenen Verhaltensmuster in die westliche Kultur mitbringen.

Das ist natürlich weiter nicht schlimm, sofern sie nicht meinen, dass ihre Verhaltensmuster die allein gültigen und richtigen Umgangsformen darstellen.

Wer in ein anderes Land reist, sollte sich deswegen noch viel mehr Gedanken darüber machen, von welchen Werten die für ihn fremde Kultur geprägt ist. Da das im Vorfeld nicht immer – oder nicht immer ausreichend – möglich ist, tut der Neuangekommene sehr gut daran, sich nach Ankunft im fremden Land umzuschauen und zu informieren, was dort als üblich gilt.

Da der Neuangekommene nicht unbedingt wissen muss, dass eigene Verhaltensmuster ‚schräg‘ angesehen werden, kann es für ihn noch schwieriger werden, sich in einer neuen Kultur einzuordnen.

Denn, wenn einer nicht weiß, dass ein bestimmtes Verhaltensmuster in einem anderen Land als unschicklich betrachtet wird, kommt er sehr wahrscheinlich auch gar nicht auf den Gedanken, sich hier anders zu verhalten.

So war in der Tagespresse in Deutschland zu lesen, dass eine Familie, die aus dem Nahen Osten fluchtartig ausreisen musste, mit den neu erworbenen Fahrrädern stolz zu Verwandten in Deutschland fahren wollte – allerdings auf der Autobahn.

Unglaublich und fast undenkbar für in unserer Kultur aufgewachsene Menschen, dass jemand bedenkenlos mit dem Fahrrad auf der Autobahn fährt. Der Fremde war sich keiner Schuld bewusst. Erst als ihn die Autobahnpolizei anhielt und sicher von der Autobahn geleitete, wurde ihm bewusst, in welche große Gefahr er sich und seine Familie begeben hatte.

Missverständnisse vermeiden

Daraus ist abzulesen, dass es manchmal zu Missverständnissen oder vielleicht auch zu ungewollten Konfliktsituationen kommen kann, wenn Menschen anderer Kulturen hier in der deutschsprachigen Kultur leben wollen. Beide, sowohl der Fremde als auch der Einheimische, sind aufgefordert dafür zu sorgen, diese Missverständnisse möglichst zu vermeiden.

Als Ziel sollte angestrebt werden, dass beide auf derselben Seite stehen können. Menschen, die aus ‚exotischen‘ Ländern nach Deutschland einreisen, empfinden aufgrund der mitgebrachten, angelernten und intensiv gelebten Verhaltensmuster hiesige Verhältnisse manchmal sehr ungewohnt oder sogar als falsch.

Die Art, sich zu ernähren beziehungsweise das, was gegessen wird, die Gleichberechtigung Mann-Frau, sexuelle Freiheiten und Errungenschaften in diesem Gebiet sowie natürlich religiöse Lebensweisen und Anschauungen sind oft extrem anders als hier.

Kritisch beurteilen, bewertend mit dem Daumen nach unten zeigen ist relativ leicht. Sich Gedanken über den anderen zu machen und ihm durch kleine Hilfestellungen das Zusammenleben zu erleichtern, sollte ebenso leicht sein. Es bedarf hier allerdings einiger Empathie im Sinne von dem gezielten Wollen, sich in die Situation des anderen gedanklich hineinzuversetzen.

So sollen die folgenden Kapitel Menschen ansprechen, die aus einem anderen Kulturkreis in den deutschsprachigen Raum kommen. Auch wenn das Buch den Titel „Welcome to Germany" trägt, sind auch Teile der Schweiz, Österreich, Südtirol und andere europäische Gebiete gemeint, in denen Deutsch gesprochen wird.

Es ist wohl klar, dass Umgangsformen und Verhaltensmuster in diesen genannten Ländern nicht immer deckungsgleich sind. Aber zumindest ähneln sie einander stark, sodass wir hier vom Bereich der Länder in Europa sprechen, in denen die deutsche Sprache gesprochen wird. Der Text wurde deshalb, zumindest vorerst, in deutscher Sprache geschrieben.

Jeder Fremde, jeder Reisende, jeder Interessierte, egal aus welcher fremden Kultur, soll sich in unseren Breitengraden willkommen heißen.

Liebe Leserin, lieber Leser, fühlen Sie sich willkommen bei uns!

Welcome to Germany!

Horst Hanisch

Teil 1 – Die erste Kontaktaufnahme

Herzlich willkommen – Der erste entscheidende Eindruck

Im gesellschaftlichen Leben

Die Erscheinung ist vom Betrachter nicht losgelöst;
vielmehr in die Individualität desselben verschlungen und verwickelt.
Johann Wolfgang von Goethe, dt. Dichter
(1749 - 1832)

Einschätzung des Gegenübers?

Die weiter oben erwähnten Vorurteile zeigen, dass jeder einen Fremden beim Erstkontakt einschätzen wird. Zu den Kriterien, die den ersten (subjektiven) Eindruck beeinflussen gehören

- reale Beobachtungen und
- persönliche Komponenten

Reale Betrachtungen

Unter realen Betrachtungen werden Dinge verstanden, die tatsächlich wahrnehmbar sind. Dazu zählen

- Körperbau (athletisch, groß, klein, schmächtig, dick)
- Auftreten (tatsächlich, hörbar, leise)
- Mimik (Gesichtszüge lächelnd, starr)
- Gestik (Arm- und Beinbewegung)
- Körpersprache (kompletter Einsatz des Körpers)
- Standort, an dem sich der Mensch befindet
- Distanz (zum Gesprächspartner)
- Haltung (gebeugt, aufrecht)
- Territorialer Anspruch (Platz, der zum Beispiel durch die Gestik eingenommen wird)
- Bewegung (steif, lebhaft)
- Gang (kurze, lange Schritte, schaukelnd, stramm)
- Art zu sitzen oder zu stehen.

Aber auch

- Augenfarbe
- Hände/Fingernägel (Pflege, Farbe)
- Frisur, Haare (Farbe, Länge, Pflege)
- Make-up (oder auch keines; die Persönlichkeit unterstreichend versus aufdringlich)
- Schuhe (passend, gepflegt)
- Statussymbole (mit welchem Fahrzeug wird vorgefahren?)
- Duft, Parfum, Geruch (die Persönlichkeit unterstreichend)
- Kleidung (modern, konservativ, gepflegt, Farbe, passend zum Anlass, zum Typ, zur Jahreszeit, zum Ort usw.)
- Schmuck (aufdringlich, passend)
- Koffer, Tasche (Leder, Plastik, Jute)
- Accessoires (Mobilphone, Arbeitsmappe, Schreibstift)
- Brille (die Persönlichkeit unterstreichend oder auffallend)
- Und anderes.

Persönliche Komponenten

Zu den realen Betrachtungen kommen die sogenannten ‚persönlichen Komponenten'.

Hier wird unterschieden zwischen Komponenten gesehen aus eigener Einstellung und jenen, die von der anderen Person ausgehen.

Betrachten wir zuerst Komponenten, die von uns aus Einfluss nehmen, wie etwa

- die eigenen Gefühle
- persönliche oder eigene Erfahrungen, die wir gemacht haben
- Erinnerungen an ähnliche Personen
- Moralvorstellungen – was darf ein Mensch, was darf er nicht?
- ethische Ansprüche
- Wertmaßstäbe – worauf lege ich besonders viel Wert? (zum Beispiel Menschenrechte)
- Einstellungen zu anderen Menschen
- Erwartungshaltungen an andere Menschen
- Typologie (Schubladendenken)
- Und andere.

Dann Komponenten, die von der anderen Person ausgehen, wie

- Auftreten (bildlich)
- Charisma (Ausstrahlungskraft der Person)
- Selbstbewusstsein
- Wärme/Kühle
- Herzlichkeit
- Umgangsformen
- Menschlichkeit
- Selbstsicherheit oder
- Aura (Wirkung eines Menschen)
- Und auch hier andere.

Es lässt sich erkennen, dass reale Betrachtungen und persönliche Komponenten zusammengenommen den ersten Eindruck entstehen lassen.

Um fair miteinander umzugehen, schlagen wir vor: Egal wie ein Mensch aussieht, geben Sie ihm erst eine Chance, sich zu entwickeln.

Wie viel Zeit braucht es, um den ersten Eindruck zu bilden? Nun, nur wenige Augenblicke. Angeblich sind es höchstens 7 Sekunden.

Unglaublich! In maximal 7 Sekunden bildet sich der Mensch einen ersten (subjektiven) Eindruck. Der Eindruck, der hierbei vermittelt wird, bleibt oft lange, eventuell monatelang bestehen.

Ist der erste Eindruck negativ, so wird es die betreffende Person schwierig haben, überzeugend auftreten zu können.

Obwohl der positive oder negative Eindruck zwangsläufig entsteht, steht es jedem Menschen frei, sich von diesem Eindruck nur bedingt beeinflussen lassen.

Der Appell hierzu: Unabhängig davon, wie eine Person aussieht, woher sie kommt, wie sie sich verhält – versuchen Sie zumindest eine neutrale Haltung einzunehmen. Lassen Sie die Person sich erst entfalten.

Wirkung auf andere

Aufgrund der nur wenigen Sekunden, in denen ein positiver/negativer Eindruck ausgelöst wird, muss schnell gehandelt werden. Um das anschließende Miteinander möglichst reibungslos ablaufen zu lassen, sollte die Wirkung auf andere möglichst positiv ausfallen.

Natürlich kann es Ihnen ‚an sich' egal sein, wie Sie auf andere Menschen wirken. Im tatsächlichen Leben bringt es allerdings meistens Vorteile, wenn Sie auf andere Menschen möglichst positiv wirken.

Und zwar vom ersten Augenblick an, so etwa

- Während eines Aufnahme-Gesprächs
- Beim Amt oder beim Arzt
- Im Bewerbungsgespräch
- Bei der Suche eines Praktikums
- Bei einer Kreditaufnahme bei der Bank
- Wenn Sie jemanden kennenlernen möchten.
- Bei der Wohnungssuche
- Beim Erstkontakt mit Nachbarn
- Beim Kennenlernen anderer Eltern (Kindergarten, Schule usw.)

Wenn Sie Ihr Erscheinungsbild und Ihr Auftreten reflektieren, bemerken Sie, welche Muster gegebenenfalls auf die hier Lebenden negativ wirken könnten.

Schaffen Sie es, diese auf die hiesige Gesellschaft einzustellen, werden Sie sehr wahrscheinlich mit sich selbst zufrieden sein und somit einen guten Eindruck hinterlassen, da Sie entsprechend selbstsicher auftreten. Und noch ein kleiner Nebeneffekt: Sie fühlen sich gut!

Den hier Ansässigen steht es natürlich frei, ein andersartiges – gleich fremdartiges – Auftreten oder Erscheinen so zu nehmen, wie es ist. Der Fremde soll sich schließlich nicht verbiegen müssen, um positiv wahrgenommen zu werden.

Menschliche Distanz-Zonen in unserer Kultur

Je nachdem, wie gut Sie jemanden kennen beziehungsweise was Sie mit diesem Menschen beabsichtigen zu tun, werden Sie eine unterschiedliche Distanz zueinander einnehmen. Vielleicht kennen Sie ja auch Menschen, die Ihnen manchmal ‚zu nahe' kommen. Finden Sie das angenehm? Als Distanz wird hier der Abstand zweier Personen zueinander bezeichnet. In unserer Kultur lassen sich vier verschiedene Distanzzonen unterscheiden.

Intime Distanz

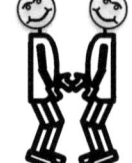

Intime Distanz, 0 - 50 cm, vertraute, körperliche Nähe, Familienangehörige, Freunde. Bei Fremden unerwünscht. Ausnahmen: Friseur, Masseur, Arzt, beim Tanzen usw.

Persönliche Distanz

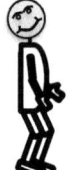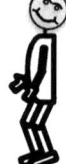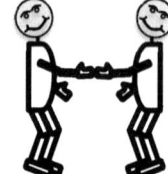

Persönliche Distanz, 50 - 100 cm, Smalltalk, erfolgreiche Gesprächsführung. In dieser Distanz stehen zwei sich Unterhaltende gegenüber.

Bei angewinkelten Armen ist diese Distanz ungefähr gegeben.

Soziale Distanz

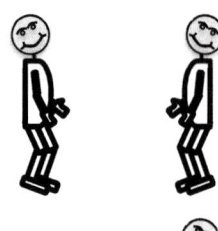

Gesellschaftliche oder soziale Distanz (auch Abwartezone genannt), 100 - 200/300 cm. Jemand betritt einen Raum und schaut sich erst einmal um.

Öffentliche Distanz

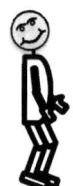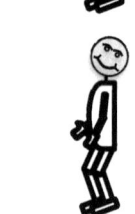

Öffentliche Distanz, mehr als 200/300 cm, Professor im Hörsaal vor den Studierenden. Jemand wartet in einem Großraumbüro, bis er aufgerufen wird.

Die Angaben gelten im deutschsprachigen Umfeld. In anderen Kulturen kann das Distanzverhalten komplett anders sein. So wird in Japan und anderen asiatischen Ländern die Persönliche Distanz viel größer ausfallen, in Südamerika gegebenenfalls viel enger. In einigen arabischen Ländern ist die Körperberührung bei der Begrüßung von Mann zu Mann intensiver, wird aber zwischen Mann und Frau in der Regel nicht praktiziert. Kommen Sie selbst aus einer Kultur, bei der eine nähere Distanzzone üblich ist, können Sie unter Umständen erkennen, dass Ihr Gesprächspartner automatisch die für ihn übliche Distanz herstellen will/wird. Gleichzeitig fühlt er sich ‚bedroht', da – aus seiner Sicht – zu nahe an ihn herangetreten wird. Achten Sie darauf, die übliche Distanz zu wahren, um kein Missgefühl auftreten zu lassen.

Augenkontakt – Schau' mir in die Augen, Kleines ...

Sucht jemand Kontakt zu einer anderen Person, erfolgt Blickkontakt.

Die Augen sagen sehr viel aus – genauer gesagt: der Blick- beziehungsweise Augen-kontakt.

Viele kennen den Spruch: „Der oder die kann mir nicht in die Augen schauen." In un-serer Kultur deuten wir das so: „Der oder die hat etwas zu verbergen." Mit anderen Worten: Die Person, die es nicht schafft, einen direkten Blickkontakt zu halten, wird als ‚schwach' bezeichnet.

Wir vergessen dabei nicht, dass wir von der europäischen (speziell westeuropäischen) Kultur sprechen.

In anderen Ländern herrschen andere Regeln. Deshalb kann der Blickkontakt dort auch anders gedeutet werden. Besucher aus diesen Ländern tun sich teilweise deshalb be-sonders schwer, ihren Gesprächspartnern in die Augen zu schauen. Es gilt für sie oft-mals als unschicklich oder schlimmer, dem männlichen Gesprächspartner ist es mehr oder weniger verboten, einer fremden Frau in die Augen zu schauen.

So werden Menschen aus dem Ausland teilweise andere Verhaltensmuster zeigen, we-niger Blickkontakt halten, die Körpersprache dezenter oder scheinbar aufdringlicher einsetzen, Distanzzonen anders empfinden und einhalten. Zurück zu den Augen.

Widerspiegeln der Sinneskanäle

Wir können auch sagen, dass die Augen die Sinneskanäle widerspiegeln.

Je nachdem, wohin Sie während einer Kommunikation schauen, arbeitet das Gehirn verschieden und Sie handeln in einer bestimmten Art.

Wenn Sie das wissen, können Sie sich auf die ‚Wellenlänge' Ihres Gegenübers besser einlassen. Sie können die Person besser verstehen.

Jedes Signal – hier der Blickkontakt – kann nur dann einigermaßen gedeutet werden, wenn es als Reaktion auf eine Aktion erfolgt.

Damit ist Folgendes gemeint: Sie sagen oder tun etwas und die Person gegenüber re-agiert. Sie reagiert, indem sie etwas sagt oder indem sie ihre Körperhaltung ändert.

Es kann auch beides gleichzeitig geschehen. Also: Deuten Sie die Körpersprache – ganz besonders hier die Augenstellung – nur dann, wenn sie als Reaktion erfolgt.

Generell lässt sich sagen und festhalten: Gehen Sie lächelnd und Blickkontakt haltend auf andere zu.

Gehen Sie den ersten Schritt, zeigen Sie (positives) Profil. Auch andere werden froh sein, wenn jemand mit ihnen Kontakt aufnimmt und es schafft, eine lockere, ange-nehme Atmosphäre zu verbreiten. Auch und gerade dann, wenn Sie kulturell bedingt den Blickkontakt eher meiden – hier ist er üblich.

Ein Hinweis an männlichen Singles anderer Kulturen. Sollte eine Frau Blickkontakt zu Ihnen aufnehmen, ist das absolut in Ordnung. Es hat keinerlei tiefere Bedeutung. Und es muss schon gar nicht heißen, dass der weibliche Blickkontakt zu einer sexuellen Handlung auffordert! Also bitte – die übliche Distanz wahren.

Die erste Kontaktaufnahme – die korrekte Anrede

Frauen und Männer gelten gleichberechtigt. Bei der Kontaktaufnahme werden dementsprechend beide gleichwertig berücksichtigt und wertgeschätzt. Trotzdem gibt es bestimmte Regeln bei der Kontaktaufnahme, die lang hergebrachter Etikette geschuldet ist. Wird jemand angeschrieben und angeredet?

Frau und Herr oder Herr und Frau?

Herr und Frau Lustig oder Frau und Herr Lustig, wie ist denn nun die korrekte Anrede? Nach wie vor wird die Bezeichnung Herr vor der Bezeichnung Frau gewählt, wenn der Nachname einmal genannt ist. „Herzlich willkommen, Herr und Frau Lustig."

Wird der Nachname zweimal genannt, geht es allerdings dem ‚Rang‘ nach, wobei die ranghöhere Person zuerst genannt wird: „Ich freue mich heute vorstellen zu dürfen: Frau Lustig und Herrn Lustig." Ohne konkrete Namensbezeichnung heißt es allerdings: „Sehr geehrte Damen und Herren."

Akademische Titel stehen in der Briefanschrift direkt vor dem Namen, Berufsbezeichnungen dagegen neben ‚Herrn‘ oder ‚Frau‘, ebenso ausgeschrieben:

- Herr Dipl.-Ing. Peter Lustig
- Frau Dr. Sabine Schubert
- Herr Dr. med. Dr. h. c. Peter Lustig
- Frau Professor Dr. Sabine Schubert
- Herr Rechtsanwalt Peter Lustig
- Frau Steuerberaterin Sabine Schubert

In der Anrede fallen Diplome/Berufsbezeichnungen weg:

- Sehr geehrter Herr Lustig, ...
- Sehr geehrte Frau Schubert, ...

Bei mehreren Titeln nehmen Sie nur einen, nämlich den höchsten:

- Sehr geehrte Frau Professor (immer ausschreiben) Schubert
- Sehr geehrter Herr Dr. Lustig

Auch bei der Begrüßung von Gästen genießt der Rang Priorität. Zum Beispiel so: „Herr Ministerpräsident, Frau Landtagspräsidentin, meine Damen und Herren."

In vielen Ländern, in denen beispielsweise, Italienisch, Spanisch oder Französisch gesprochen wird, kann bei einer Rede nur (die landestypische Übersetzung) ‚Frau‘ beziehungsweise ‚Mann‘ gewählt werden. „Madame, darf ich Sie etwas fragen?"

In unserer Kultur ist das nicht üblich und sprachlich auch nicht möglich. Also nicht „Frau, darf ich Sie ..."

Stattdessen den Satz durch das Wort ‚Entschuldigung‘ einleiten. „Entschuldigung, darf ..." Sie machen sich so den anderen erkennbar und läuten mit ‚Entschuldigung‘ einen anschließenden Satz ein.

Betreten Sie ein Geschäft oder eine Verkaufsfläche, wird der Kunde – in Ermangelung der Kenntnis des Namens – gegebenenfalls so angeredet: „Der Herr, was kann ich für Sie tun?" „Die Dame, darf ich Ihnen behilflich sein?" Bei solchen Formulierungen wird ‚Frau‘ gegen ‚Dame‘ ausgetauscht. Wollen Sie in der Anrede die Berufsbezeichnung wählen, ist Folgendes möglich:

„Herr Doktor, würden Sie mir ...?" „Frau Anwältin, bitte nehmen Sie hier Platz ..."

Die formvollendete Vorstellung

Die Vorstellung erfolgt ebenso unter Berücksichtigung des gesellschaftlichen ‚Rangs'. Die rangniedere Person wird immer der ranghöheren vorgestellt. Also: Vorgestellt wird

- der Herr der Dame
- die jüngere Person der älteren Person
- die rangniedere Person der ranghöheren Person
- der Bekannte dem Fremden
- der Inländer dem Ausländer
- wer schon da ist demjenigen, der dazukommt.

Im zweiten Schritt wird dann umgekehrt vorgestellt – also die Dame dem Herrn usw.

Begleitet wird die Vorstellung mit erklärenden Worten des Gastgebers. Zum Beispiel: „Frau Vogel, darf ich vorstellen, das ist Herr Friedmann."

Die beiden Vorgestellten reichen sich die Hand und antworten in etwa: „Es freut mich, Sie kennenzulernen." „Es freut mich sehr, Sie kennenzulernen, Frau Vogel/Herr Friedmann."

Oder es wird sehr neutral mit dem eigenen Namen geantwortet: „Friedmann, guten Abend." Oder, im familiären Jargon, einfach „Hallo."

Falls Sie sich selbst vorstellen, kann das so verlaufen: „Darf ich mich vorstellen, mein Name ist Johannes Friedmann." „Es freut mich, Sie kennenzulernen. Ich bin Viktoria Vogel."

Innerhalb der Familie und unter Freunden und Kommilitonen wird sich mit dem Vornamen vorgestellt: „Hallo, ich bin der Johannes." Oder mit dem Vor- und Nachnamen: „Guten Abend, ich bin Johannes Friedmann."

Im ersten Fall wird eher erwartet, ‚geduzt' zu werden. Im zweiten soll ‚gesiezt' werden.

Bei manchen setzt sich auch in Deutschland allmählich durch, sich mit dem Vornamen anzureden, aber beim ‚Sie' zu bleiben. „Es freut mich, Sie kennenzulernen, Johannes."

Die Betreffenden schauen sich während der Vorstellung direkt in die Augen, lächeln freundlich und reichen sich gewöhnlich die Hand.

Das förmliche ‚Sie' und der Vorname

Gerade jüngere Menschen wünschen sich manchmal von älteren Personen mit dem Vornamen angesprochen zu werden.

Wenn Sie das bevorzugen, bieten Sie dem Gegenüber an, Sie beim Vornamen zu nennen. Bitte berücksichtigen Sie dabei, dass damit keineswegs automatisch das Recht entsteht, auch den anderen duzen zu dürfen. Es handelt sich hierbei um ein einseitiges Angebot Ihrerseits.

Immer aktueller wird das aus dem angelsächsischen Sprachraum übernommene ‚Sie' zusammen mit dem Vornamen. „Eric, kommen Sie bitte einmal hierher?"

In bestimmten Dienstleistungsberufen (zum Beispiel Friseur, Pflegekraft, manchmal im Service) kann die Person mit Vornamen (und Sie) angesprochen werden.

Das wird dadurch erleichtert, dass auf dem Namensschild nur der Vorname steht.

Die gegenseitige Begrüßung

Die Gäste begrüßen sich gegenseitig, sofern sie nicht vorgestellt werden müssen.

Begrüßt wird dem Rang nach. Sie begrüßen herzlich, bieten die rechte Hand und schauen sich dabei direkt in die Augen.

Ein Lächeln ist bereits der erste Schritt zu einem angenehmen Klima.

Aus Gründen des Aberglaubens sollen Sie Hände nicht über Kreuz reichen. Das können Sie umgehen.

Zwei Paare stehen in Blickrichtung so, dass der Herr links von der Dame steht.

Sie verfahren wie folgt:

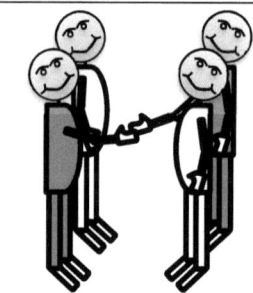

1. Schritt; Diagonal.

Zuerst reichen sich die beiden Damen (in Grau) die Hand.

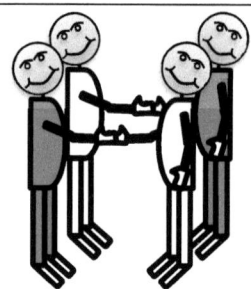

2. Schritt: Parallel.

Die gegenüber Stehenden reichen sich die Hand.

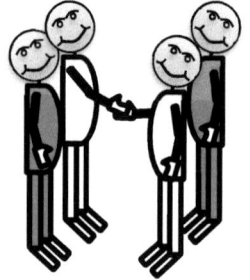

3. Schritt: Diagonal.

Und schließlich geben sich die beiden Herren die Hand.

Die Hand reichen

Ja tatsächlich. In der hiesigen Kultur ist es üblich, bei der Begrüßung einander die Hand zu reichen – und zwar die rechte.

Das soll gegenseitiges Verständnis und Sympathie aufbauen und dem zukünftigen Zusammensein die Wege ebnen.

Sie reichen die Hand, wenn Sie

- jemanden begrüßen,
- jemanden verabschieden,
- jemandem gratulieren,
- jemandem kondolieren (Beileid aussprechen),
- jemandem vorgestellt werden,
- ein Verkaufsgespräch führen (zum Beispiel ein Bewerbungsgespräch),
- ein Gespräch führen, das starke soziale Bindung fordert (zum Beispiel beim Anwalt).

Sie reichen üblicherweise keine Hand, wenn Sie:

- sich als Käufer in einem Kaufhaus oder Supermarkt befinden,
- einen Fremden auf der Straße ansprechen (um zum Beispiel nach dem Weg zu fragen),
- als Gast ein Restaurant betreten (Ausnahme: Als Stammgast mögen Sie eventuell mit Handschlag begrüßt werden)

Hand geben oder nicht?

In folgenden Fällen ist individuell zu entscheiden:

- beim Arzt (Hausarzt),
- unter Kollegen und Kolleginnen,
- zwischen Chef/Chefin und Mitarbeitern.

Die Hand zu geben schafft auf jeden Fall Nähe. Allein schon körperliche Nähe. Genau genommen gibt es nichts Intimeres als einen anderen Menschen von Haut zu Haut zu berühren.

Menschen, die Sie überhaupt nicht ausstehen können, werden Sie auch kaum (im positiven Sinne) berühren wollen. Deshalb werden Sie hier sehr wahrscheinlich auch nicht die Hand zur Begrüßung reichen.

Manch einer sagt, dass bei jedem Händedruck Millionen von Bakterien den Besitzer wechseln. Immer wieder wird in Medien empfohlen, aus hygienischen Gründen auf den Handschlag zu verzichten.

Kursiert gerade eine Grippewelle, so ist das nachvollziehbar. Hustet Ihr Gegenüber ständig in seine Grußhand, dann selbstverständlich auch.

Führen Sie den Händedruck nicht zu lasch aber auch nicht zu energisch aus. Im ersten Fall könnte Ihnen Schwäche oder Schüchternheit unterstellt werden. Im zweiten Fall könnten Sie zu dominant wirken.

„He du!" – Duzen und Siezen

Duzen oder Siezen? Ein heikles Thema. Zuerst gilt: Fremde sind grundsätzlich zu siezen. Damit lässt sich nichts falsch machen.

In einigen Sprachen, beispielsweise in der englischen, wird ‚you' für ‚Du' und für ‚Sie' verwendet.

So geschieht es, dass ein Ausländer den unbekannten Deutschen – ungewollt – mit Du anspricht. Der mag das mit einem gequälten Lächeln über sich ergehen lassen. Ob er sich dabei wohlfühlt?

Das Du anbieten

Die Deutschen nehmen es mit dem Duzen und Siezen relativ ernst. Das mag daran liegen, dass – einmal ‚per Du' – der Weg zurück zum ‚Sie' nicht mehr möglich ist. Es sei denn über Auseinandersetzungen oder über Rechtsstreitigkeiten.

So überlegen viele, ob und wann sie mit jemandem ‚per Du' sein wollen. Mit dem Duzen ist gleichzeitig eine andere Erwartungshaltung verbunden. Deshalb will auch nicht jeder geduzt werden.

Das ‚Du' kann vom Älteren dem Jüngeren <u>angeboten</u> werden. Der Jüngere <u>kann</u> das ‚Du' annehmen. Voraussetzung: der Ältere steht (hierarchisch im Unternehmen) nicht unter dem Jüngeren.

Anbieten bedeutet nicht, dass der Jüngere das Duzen automatisch akzeptieren muss.

Wenn es ihm unangenehm ist, dass ein älterer Mensch ihm das Du anbietet, kann er sehr höflich antworten, dass er sich zwar über das Angebot freut, es aber vorzieht, weiterhin beim Sie zu bleiben. „Wir sind so lange gut mit dem ‚Sie' ausgekommen. Lassen wir es gerne darauf beruhen."

Berücksichtigen Sie dabei, dass der andere Ihnen durch das Anbieten des Dus ein gewisses Vertrauen entgegenbringt. Eine brüske Ablehnung des Angebots kann somit wie eine kalte Dusche wirken. Also möglichst sensibel und freundlich ablehnen.

Wenn Sie jemand allerdings andauernd duzt, Sie es aber nicht für richtig empfinden, sollten Sie die Person höflich – aber trotzdem bestimmt und möglichst bald – daraufhin ansprechen.

Entschuldigung – „Sie müssen entschuldigen ..."

Muss ich? Ist ein Missgeschick geschehen, dann ist es eine Frage des Charakters, um Entschuldigung zu bitten.

Dabei lässt sich das Akzeptieren einer Entschuldigung nicht einfach einfordern. Bitten Sie um Entschuldigung:

- „Ich bitte Sie um Entschuldigung."

Schränken Sie die Bitte um Entschuldigung nicht durch einen Rechtfertigungsversuch ein, beginnend mit dem Wörtchen ‚aber' ein.

- „Ich bitte Sie um Entschuldigung, aber ..."

Stehen Sie zum Missgeschick. Dort, wo Menschen aufeinandertreffen, bleiben Fehler nicht aus. Ihre Bitte um Entschuldigung wird dann angenommen, wenn sie ernst gemeint ist.

- „Es tut mir wirklich leid, …"

Floskeln, die nicht als echte Bitte um Entschuldigungen wahrgenommen werden, sind überflüssig.

- „Tut mir leid, dass ich zu spät bin, aber es war so viel Verkehr unterwegs."

Besser ist:

- „Es tut mir wirklich leid, dass ich Sie warten ließ. Es soll nicht wieder vorkommen."

Auch bei Kleinigkeiten, wie unbeabsichtigtes Anrempeln auf dem Bürgersteig, verlangt eine Bitte um Entschuldigung. Es genügt:

- „Entschuldigung." oder
- „Entschuldigen Sie bitte."

Vergleichbare Wörter wie ‚Pardon' oder ‚Verzeihung' sind auch möglich.

Andere Kulturen zeigen uns den höflichen Umgang miteinander. Geht ein Franzose vor einem anderen in ein Gebäude oder betritt er einen Aufzug, sagt er „Pardon."

Manch einer findet es modern, mit einem flapsigen „sorry" dem Gesprächspartner ins Wort zu fallen. Es mag zwar höflich klingen, ist es aber meist nicht.

Bitte & Danke

„Bitte, nach Ihnen." Obwohl sie nur jeweils aus fünf Buchstaben bestehen, fällt es vielen Menschen schwer, die Wörter ‚Bitte' und ‚Danke' zu benutzen.

Dabei ist es eine Sache der Höflichkeit, einer Aufforderung das Wort ‚Bitte' voranzustellen oder anzuhängen.

Umgekehrt wird manches kommentarlos entgegengenommen. Dabei spielt es keine Rolle, ob es sich um eine Ware oder um eine Dienstleistung handelt. Es spielt weiterhin keine Rolle, ob Ihnen Ihr Gegenüber eine Unterlage reicht oder Sie ihm etwas reichen. Ergänzt durch ein freundliches Lächeln erleichtern diese beiden Wörter die Zusammenarbeit.

Als selbstverständlich sollten ‚bitte' und ‚danke' auch im privaten und familiären Umgang sein.

Es schadet nicht, wenn Kinder ‚danke' sagen, nachdem ihnen Mutter oder Vater den Teller mit (Abend-)Essen vorsetzen. Es schadet ebenso wenig, wenn der eine Partner sich beim anderen mit einem ‚Dankeschön' bemerkbar macht, nachdem ihm ein Glas Wein oder eine Tasse Kaffee eingeschenkt wurde.

Der höfliche Umgang miteinander erleichtert den Weg zum Erfolg. Dem einen oder anderen Wunsch wird wohlwollender gefolgt, ist er doch mit einem freundlichen ‚Bitte' eingeleitet.

Und ist es nicht traumhaft, nach Ablauf des Tages zu hören: „Danke für den schönen Tag."?

In bedrohlich wirkender Gruppe auftreten

Eine Gruppe Personen steht zusammen. Sie kommen alle aus demselben Land. Es freut sie, dass sie sich in ihrer wohlbekannten Sprache austauschen können.

Sie lachen miteinander, sie sprechen lauter als üblich. Vielleicht blockieren sie ungewollt Gehwege und nötigen andere, einen kleinen Schlenker um sie herum zu finden.

Die Gruppe wirkt störend oder gar bedrohlich.

Die Gruppe wirkt stark und macht stark

Es ist ein natürliches Bedürfnis des Menschen, soziale Bindungen einzugehen. Demnach spricht überhaupt nichts gegen eine Gruppenbildung – im Gegenteil. Allerdings: „Die Gruppe macht stark!".

Nicht jeder ist von Natur aus ein kräftiger, starker, selbstbewusster Mensch.

Im Schutz der Gruppe kann sich allerdings jeder sicher fühlen. Diese Sicherheit bewirkt, dass er stark werden kann.

Wenn Sie sich innerhalb einer Gruppe befinden und bewegen, können Sie mehr oder weniger alles tun und lassen, was Sie wollen – solange Sie nicht die internen Spielregeln verletzen.

Der US-amerikanische Psychologe Solomon Asch (1907 – 1996) zeigte schon im Jahre 1956 in einer interessanten Versuchsreihe, dass fast 75 % aller Testkandidaten innerhalb einer Gruppe eine vorgegebene Meinung annehmen.

Solomon Asch stellt in seinen Experimenten den sozialen Einfluss und Gruppenzwang dar. Er erkannte die Neigung der Gruppenangehörigen, die Meinung und das Verhalten der Gruppe anzunehmen.

Aufgrund dieses Einflusses und des Gruppenzwangs geschieht es tatsächlich, dass die eben erwähnten 75 % zum Teil wider besseres Wissen ein Verhaltensmuster annehmen, welches sie außerhalb der Gruppe ablehnen würden.

Er verhält sich dann gegebenenfalls ‚daneben', obwohl er bemerken kann, dass sein Auftreten nicht korrekt ist.

Das Experiment von Solomon Asch

Asch platzierte sieben bis neun Personen im Halbkreis.

Tatsächlich war nur eine Person eine echte Versuchsperson (die an vorletzter Stelle saß), die anderen waren eingeweiht, was die echte Versuchsperson natürlich nicht wusste. Asch zeigte der Reihe nach den Teilnehmern eine Karte mit der Standard-Linie (links abgebildet) und eine Karte mit Vergleichslinien.

Die Teilnehmer sollten nun die Linie benennen, die genauso lang wie die Standard-Linie ist. Die eingeweihten Mitspieler gaben eine <u>falsche</u> Vergleichs-Linie an.

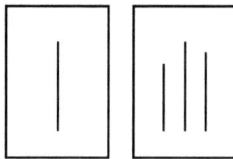

Das überraschende Ergebnis:

ca. 37 % – 45 % der tatsächlichen Versuchspersonen	nehmen (andere) falsche Meinung an
ca. 30 %	nehmen falsche Meinung **immer** an
ca. 25 %	nehmen falsche Meinung nie an

Überraschend oder gar erschreckend? Drei von vier Versuchspersonen nahmen die Meinung an, die andere vorgaben. Nur jeder Vierte war stark genug, seine eigene Meinung kundzutun.

Weshalb kommt es zu diesem eigenartigen Ergebnis? Mögliche Auslegungen zu diesem Verhalten:

- Angst aus der Gruppe ausgeschlossen zu werden
- Bequemlichkeit, um mögliche Diskussionen zu vermeiden
- Gruppenzwang – „Ja nicht auffallen."

- Angst, sich zu blamieren
- Zweifel an sich selbst
- Mangelndes Selbstbewusstsein
- Angst, kritisiert zu werden
- Herdentrieb

Es sieht so aus, als sei es in den meisten Fällen bequemer, sich dem Verhalten der anderen anzupassen. „Wenn viele sich so verhalten, wird es schon in Ordnung sein." Sehr bequem sogar und relativ gefahrlos, da Mann/Frau sich ja in der Meinung der Allgemeinheit – und damit der scheinbaren Mehrheit – verstecken kann.

Einer allein geht selten brüllend durch die Straßen. Sobald mehrere fröhliche Zecher unterwegs sind, kann es schon deutlich lauter werden.

Stehen Schüler und Schülerinnen gemeinsam an der Busstation, kann es zu vergleichbaren Situationen kommen. Stellen wir uns nun eine Gruppe Schüler in der Straßenbahn oder in der Eisenbahn vor. Die anderen Reisenden wären sehr wahrscheinlich froh, wenn sie jetzt gute Ohrstöpsel hätten.

Vielleicht ist es Ihnen auch schon einmal so ergangen, dass Sie sich in einer Gruppe anders verhalten haben, als Sie ‚eigentlich' wollten.

Viele Menschen berichten, dass sie auf diese Art und Weise so ihre ersten Zigaretten geraucht haben. Andere erzählen, dass sie in einer solchen Situation zum ersten Mal betrunken waren. Wieder andere hatten aufgrund des Gruppendrucks ihre ersten Kontakte mit Drogen.

Es ist nicht unser Ziel und unsere Aufgabe hier zu entscheiden, was gut oder schlecht ist. Jeder und jede soll selbst entscheiden.

Werden Menschen hingegen belästigt, beleidigt, bedroht oder Schlimmeres, heißt es „Stopp"!

Wirkung auf andere bedenken

Überlegen Sie, dass das Verhalten in einer Gruppe anders als üblich sein kann. Rücksichtnahme auf andere und insbesondere auf Nicht-Gruppenmitglieder ist erwartet – damit wird der gute Umgang unter Beweis gestellt.

Deshalb, liebe Leserin, lieber Leser, sollten Sie sich in einer Gruppe zusammenfinden, bedenken Sie die Wirkung auf andere.

Lassen Sie anderen immer genügend Platz, um ungehindert an Ihnen vorbeigehen zu können.

Erfreuen Sie sich am sozialen Austausch in Ihrer Gruppe. Vergessen Sie dabei die Außenstehenden nicht. Alle teilen denselben gesellschaftlichen Raum.

Verstecken Sie sich nicht in Ihrer Gruppe. Natürlich gibt Ihnen diese Halt und Schutz. Gehen Sie auf andere und auf andere Gruppen zu. Suchen Sie den Austausch. Auf diese Weise können Sie schneller Kontakte aufbauen und vielleicht sogar Freunde finden.

Zeigen Sie Profil – Ragen Sie aus der Masse

Da sich vergleichbare Situationen ständig, fast täglich, in verschiedener Weise wiederfinden, wird im Laufe der Jahre und des Lebens das Verhaltensmuster, das Bild, das jemand von jemandem hat, immer deutlicher aber nicht unbedingt stimmiger.

Zeigen Sie Profil! Überlegen Sie sich gut, ob Sie sich tatsächlich konform verhalten wollen. Aus den gezeigten Verhaltensmustern entwickelt sich eine ‚Rolle', die gelebt oder gespielt wird.

Wollen Sie immer die Rolle ‚Ausländer' oder ‚Fremder' behalten? Klar, Sie wurden in einer anderen Kultur geboren. Das muss, soll und kann gar nicht geändert werden.

Wer dauerhaft in der hiesigen Kultur bleibt, wer sesshaft werden will, muss seine Herkunft weder verleugnen noch verstecken. Trotzdem stellt sich bei dieser Überlegung die Frage der Integration. Sind Sie bereit, sich zumindest Schritt für Schritt zu integrieren?

Zeigen, was Sie ausmacht

Ein jeder hat die Chance zu zeigen, was in ihm steckt.

Der Appell ist eindeutig: Zeigen Sie (positives) Profil! Machen Sie sich einen Namen – das heißt, erreichen Sie, dass Ihre Nachbarn Sie mit Namen ansprechen kann.

Damit werden Sie zum erkannten Individuum. Ragen Sie aus der Masse! Denn nicht die Masse wird erfolgreich sein im späteren Leben, sondern wer es schafft, sich deutlich (und immer noch positiv) von dieser abzuheben.

Teil 2 – In der Gesellschaft

Unterwegs – Verhalten in der Öffentlichkeit

Im gesellschaftlichen und kulturellen Leben

Den Stil verbessern, heißt den Gedanken verbessern.
Friedrich Nietzsche, dt. Philosoph
(1844 - 1900)

Unter einem Regenschirm am Abend

In Deutschland regnet es wie aus Eimern. Im Jahr 1970 gingen in Balderschwang auf einem Quadratmeter Boden 3.503 mm Jahresniederschlag nieder. Damit hält der kleine Ort im Allgäu den deutschen Regenrekord. (Quelle:wetter.tagesschau.de, 2019).

Demnach müsste es den Schirmproduzenten in Deutschland recht gut gehen.

Zum Vergleich: Die kleine nordöstliche indische Ortschaft Cherrapunjl hält angeblich den globalen Regenrekord mit 10.430 mm pro Jahr! Auf der Insel Kauai (Hawaii) fallen ca. 12.000 mm Niederschlag im Jahr. Es regnet im Schnitt jährlich an 335 Tagen (Quelle: was.weltwunder.de, Februar 2019).

Egoistischer Einsatz des Schirms

Eine einzelne Person unter einem übergroßen Familienschirm im Einkaufsgedränge Samstagvormittag in der Innenstadt. Muss das sein?

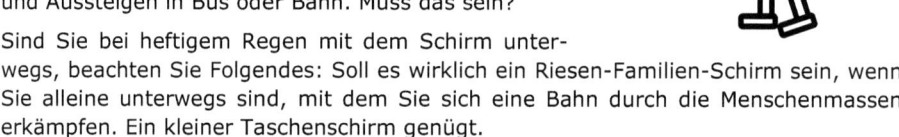

Den Schirm felsenfest in der Hand haltend, in gleicher Höhe wie der Entgegenkommende. Mit dem eigenen Schirm den anderen rammen/schrammen/kratzen. Muss das sein? Den Schirm quer halten, beim Ein- und Aussteigen in Bus oder Bahn. Muss das sein?

Sind Sie bei heftigem Regen mit dem Schirm unterwegs, beachten Sie Folgendes: Soll es wirklich ein Riesen-Familien-Schirm sein, wenn Sie alleine unterwegs sind, mit dem Sie sich eine Bahn durch die Menschenmassen erkämpfen. Ein kleiner Taschenschirm genügt.

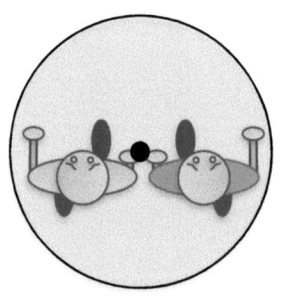 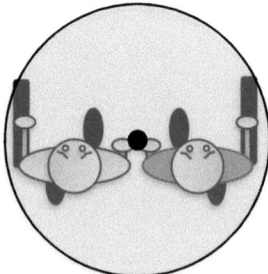

Sind Sie zu zweit und benutzen nur einen Schirm, dann halten Sie den Schirm zwischen sich und Ihre Begleitung.

Tragen Sie Umhängetaschen oder Gepäck nach außen, damit Sie sich nicht gegenseitig behindern.

Kommen Ihnen viele Menschen entgegen, besonders an Engpässen, nehmen Sie erkennbar Rücksicht auf Entgegenkommende, damit Sie keinen ,Regenschirm-Unfall' verursachen.

Halten Sie als groß gewachsener Mensch Ihren Schirm höher, damit Ihr Gegenüber mit seinem Schirm sozusagen darunter durchlaufen kann.

Begleiten Sie eine Person zum Auto, halten Sie den Schirm schützend über die Person, während Sie sie einsteigen lassen.

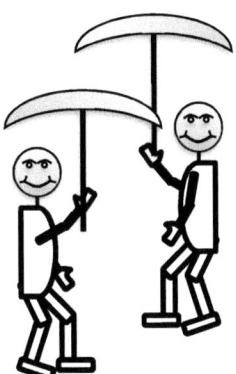

Dann gehen Sie zur Fahrzeugtür und steigen ein, nachdem Sie den vorsichtig abgeschüttelten Schirm zusammengeklappt haben.

Der Schirm beim Einkaufsbummel

Halten Sie den aufgespannten Schirm vor Geschäften so, dass das herunterlaufende Regenwasser nicht in die Warenauslagen tropft. Schütteln Sie vor dem Betreten eines Geschäfts das Regenwasser so ab, dass das abspritzende Wasser niemanden trifft oder die Schaufensterscheibe beschmutzt.

Der zusammengefaltete Schirm wird in einem Schirmständer abgestellt – und von dort beim Verlassen des Geschäfts wieder mitgenommen. Und zwar der eigene Schirm!

Schirm im Open-Air-Concert

Die lang erwartete Aufführung auf der Freilichtbühne ist für heute geplant. Viel Energie und viel Vitamin B hat es bedurft an die gewünschten Karten zu kommen. Voller Vorfreude machen Sie sich auf den Weg. Erwartungsvoll haben Sie schließlich auf Ihrem Sitz Platz genommen.

Und dann geschieht es: Dunkle Regenwolken verhängen den Himmel, die ersten Tropfen fallen. Und schon wird aus einem einsamen Tropfen ein kräftiger Regenschauer.

Sie sitzen mitten in der Menge, einige Besucher spannen ihren Schirm auf – so auch Ihr Nachbar. Und dann läuft es auch schon – das Regenwasser vom Schirm in Ihren Kragen und in die Schuhe! Der Anlass ist ,gelaufen'.

Hier bietet sich das Regencape an, das klein zusammengefaltet (zum Beispiel als Sitzunterlage) mitgeführt wird.

Koffer, Tasche, Rucksack

Sind Sie längere Zeit mit einer schweren Tasche unterwegs, werden Sie sehr wahrscheinlich automatisch die ,Taschenseite' wechseln, um einen physischen Ausgleich zu schaffen.

Sind viele Menschen unterwegs, ist es fair, die Tasche möglichst immer an der ,Außenseite' zu tragen, also da, wo weniger Menschen entgegenkommen.

Da in Deutschland die Menschen häufig im Rechtsverkehr aneinander vorbeigehen, wäre das Tragen von Taschen demnach mit der rechten Hand oder auf der rechten

Schulter angesagt. Dies gilt natürlich nur bei schmalen, engen Passagen.

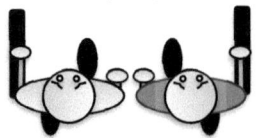

Gehen Sie zu zweit nebeneinander, dann wird das Gepäck sowieso immer an der Außenseite getragen.

Der ‚Sack' auf dem Rücken

Von einem kleinen Handtaschen großen Päckchen bis zu einem 65 Liter oder größer fassenden Behältnis ist alles auf der Straße zu sehen. Luxusausgaben kosten eine kleine Investition.

Alle auf dem Rücken getragene Behältnisse verdienen ihre Berechtigung, sind die meisten doch sehr praktisch in ihrer Funktion. Schon Ötzi trug vor mehr als 5.000 Jahren eine Kraxe, ein Vorgänger des Rucksacks.

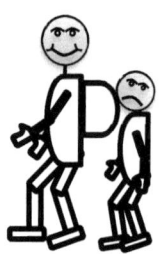

Bekanntlich hat der Mensch hinten am Kopf keine Augen. So erkennt er nicht, dass er mit seinem Rucksack ungewollt andere belästigen kann. Beispielsweise dann, wenn der Träger sich dreht und den benötigten Platz des Rucksacks nicht korrekt berechnet. So haut er schon mal andere an oder fegt Gegenstände aus Regalen in Kaufhäusern.

Nicht umsonst bitten Museumwächter oder Beschäftigte manchmal, den Rucksack in geschlossenen Räumen abzunehmen.

Nehmen Sie bitte Rücksicht dort, wo es eng werden kann, zum Beispiel in Bus, Bahn und Flugzeug.

Gassi gehen – Der Hund an der Leine

Mancher Besucher aus dem Nahen Osten und auch aus einigen afrikanischen Ländern reibt sich verwundert die Augen, wenn er sieht, dass Europäer ihren Hund an der Leine auf der Straße oder im Park spazieren führen.

Wie ist das denn möglich? Hunde als Haustiere? Dabei gelten die Hunde doch als sehr unreine Tiere – wer würde sich ein solches als Haustier wählen wollen?

Nun, in vielen Ländern dieser Welt sehen Hundehalter ihren Vierbeiner als besonders liebes Tier an. Sie leben mit ihm zusammen in derselben Wohnung und übernachten manchmal im selben Zimmer.

Auch in diesem Punkt zeigt sich einmal wieder, wie unterschiedlich interkulturelle Verhaltensmuster sein können. In Deutschland gehört der Hund zu vielen Familien dazu – in anderen Ländern gilt er als verpönt. Etwa 6 Millionen Hunde soll es in Deutschland geben.

Wird der Hund ausgeführt, dann nimmt der Hundebesitzer einen Beutel mit, um Hinterlassenes seines Hundes wieder einzusammeln.

Auch wenn Ihr Hund noch so brav ist „Der tut keinem was", gehört er in der Stadt angeleint. In manchen Parks und vielen Fahrzeugen des öffentlichen Nahverkehrs ist das sowieso Pflicht.

Küssen in der Öffentlichkeit

In vielen Ländern der Welt ist es verpönt, manchmal sogar verboten, in der Öffentlichkeit Küsse auszutauschen. Dort stört es religiöse oder gesellschaftliche Gefühle.

In anderen Kulturen geht es diesbezüglich viel ungezwungener zu. Ob und inwieweit jemand einen lang anhaltenden Zungenkuss austauscht oder doch lieber diskreter vorgeht, kann er selbst entscheiden.

Sicher ist: Weltweit wird täglich unzählbar häufig geküsst.

So stellten 5.122 Paare einen neuen Kussrekord in Manila (Philippinen) auf. Die Paare haben sich zur Begrüßung am Valentinstag gleichzeitig zehn Sekunden lang geküsst und damit nach Angaben der Organisatoren einen neuen Weltrekord aufgestellt.

Quelle: Neue Vorarlberger Tageszeitung, 15.02.2004

www.N24.de berichtete am 15.02.2011: Am Valentinstag 2011 küssten sich in Thailand sieben Paare über 46 Stunden lang. Ohne Schlaf- oder Essenspause!

Das Siegerpaar brachte es auf 46 Stunden, 24 Minuten und 9 Sekunden. Zuvor gelang es 2009 einem deutschen Pärchen, über 32 Stunden lang durchzuhalten.

Laut www.BZ-Berlin.de vom 6.6.2009 küsste ein 32-jähriger Bayer 111 Frauen in nur 60 Sekunden. Wann steht Ihr neuer Rekord an?

Küssen zur Begrüßung

Küsse können in folgende Gruppierungen geordnet werden:

- Wangenkuss
- Begrüßungskuss
- Handkuss
- Lippenkuss
- Zungenkuss
- Karnevals-Bützchen

Der Wangenkuss

Ein Wangenkuss kann ausgetauscht werden, wenn sich Menschen begrüßen. Der Wangenkuss kann anstandslos zur Begrüßung oder Verabschiedung in der Öffentlichkeit vorgenommen werden.

Dabei wird so vorgegangen, dass die Begrüßenden die Köpfe aufeinander zubewegen. Dann berühren sie sich mit ihrer rechten Wange.

Falls ein zweiter oder dritter Wangenkuss folgt, wird dann jeweils abwechselnd die andere Wangenseite gewählt.

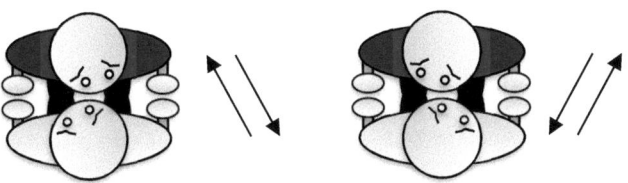

Je nach Kultur, zum Beispiel in der Schweiz oder in Frankreich, werden die Wagen 2-, 3- oder 4-mal zusammengeführt.

Der Begrüßungskuss

Beim Begrüßungskuss wird ähnlich vorgegangen wie beim Wangenkuss. Allerdings wird nicht Wange an Wange gelegt, sondern Sie berühren Ihr Gegenüber mit Ihren Lippen an der Wange.

Der Kuss wird angedeutet oder ganz leicht ausgeführt. Jedenfalls wird der dicke ‚Schmatzer' vermieden.

Da nicht jeder diese Art von Begrüßung mag, ist hier beim ersten Mal vorsichtig vorzugehen. Spüren Sie, dass Ihr Gegenüber diese in unserer Kultur doch bereits ziemlich intime Begrüßung nicht mag, akzeptieren Sie das selbstverständlich.

Der Handkuss

Lange Zeit galt der Handkuss als veraltet. Mittlerweile ist er aber wieder zu sehen. Der Handkuss wird ‚gepflegt'. Beim Handkusses sind folgende Regeln zu beachten:

- Die Hand wird in ‚geschlossenen Räumen' geküsst. Unter dem geschlossenen Raum wird verstanden:
  - ➢ Zimmer, Haus, Wohnung, Veranstaltungsräume oder ähnliches.
  - ➢ Aufzug, U-Bahn, Parkhaus gelten nicht als geschlossene Räume.
- Der Handkuss wird vom Mann gegeben.
  - ➢ Dazu ergreift der Mann die rechte Hand der Frau.
  - ➢ Er hebt ihre Hand leicht an und beugt gleichzeitig seinen Kopf nach unten.
  - ➢ Nun ‚deutet' er den Handkuss an.
  - ➢ Das heißt, dass die Lippen die Hand der Frau gar nicht berühren.
- Der Handkuss wird nur <u>einer</u> ausgewählten Person gegeben.
  - ➢ Er gilt als etwas Besonderes. Daher ist es nicht richtig, mehreren Frauen unmittelbar nacheinander einen Handkuss zu geben.

Zusätzlich zu den oben erwähnten Orten ist der Handkuss auch auf dem Bahnhof/Flughafen usw., bei der Begrüßung beziehungsweise der Verabschiedung zu beobachten. Auch in der Kirche, zum Beispiel bei der Trauung.

Generell gilt in Deutschland, dass ein Handkuss etwas Besonderes darstellt. Deshalb wird er auch nur bei besonderen Anlässen gegeben.

Hinweis: Es gilt als unfein, wenn die Frau dem Herrn die Hand in Erwartung eines Handkusses entgegenstreckt.

Der Lippenkuss

Die Lippen der beiden Personen berühren sich unmittelbar. Diese Art der Begrüßung ist sehr guten Freunden oder Freundinnen oder Familienmitgliedern vorbehalten.

Auch hier ist es nicht unbedingt Ziel, einen dicken und feuchten ‚Schmatzer' loszuwerden.

Der Lippenkurs zeigt eine intimere Bindung des Küssenden, ohne dass eine sexuelle Beziehung gegeben sein muss.

Der Zungenkuss

Um den Zungenkuss zu den Begrüßungsküssen zu zählen, sollten wir schon sehr tolerant sein. Der Zungenkuss ist reserviert für zwei sich Liebende.

An sich und ursprünglich hat er in der Öffentlichkeit nichts verloren.

Wenn sich zwei Liebende über lange Zeit nicht gesehen haben, kann großzügig darüber hinweggesehen werden, wenn sie sich mit einem Zungenkuss zum Beispiel auf dem Bahnsteig begrüßen.

Ansonsten gehört dieser Kuss in den privaten Bereich, leitet er gegebenenfalls einen intensiveren sexuellen Kontakt ein.

Das Bützen im Karneval

In Köln und Umgebung wird einem kleinen Küsschen während der Karnevalszeit der Name Bützje gegeben. Er entspricht etwa dem oben genannten Begrüßungskuss.

Das heißt, dass eine Person mit den Lippen die Wangen, selten auch die Lippen des Gegenübers berührt.

Allerdings hat das mit der ‚eigentlichen‘ Begrüßung nichts mehr zu tun, da in den ‚tollen‘ Tagen zwischen Weiberfastnacht (das ist der Donnerstag vor Rosenmontag) und Aschermittwoch (das ist der Mittwoch nach Rosenmontag), die beiden Tage jeweils mitgerechnet, gebützt werden darf. Und zwar jeder jeden.

Zumindest theoretisch. Obwohl das Bützen als Ritual und als Zeichen der Freude angesehen werden darf, ist es nicht korrekt, einem anderen – gar Fremden – dieses Ritual aufzudrängen. Möglicherweise noch mit der Erklärung, dass in den närrischen Tagen alles erlaubt sei.

Obwohl in den Karnevals- und Fastnachtshochburgen gang und gäbe, kommen sich manche Frauen wie Freiwild vor. Und mögen eben nicht gebützt werden.

Vorsicht Falle: Sehen Sie das Bützen nicht als Freibrief an, einer Frau zu nahe zu kommen. Sie bewegen sich ‚auf sehr dünnem Eis‘! Schnell kann Ihr Vorgehen als sexuelle Nötigung angesehen werden.

Auch manch Zugereister oder zufällig anwesender Geschäftsreisender mag sich mit diesem Brauch nicht konfrontiert sehen. Einige Mitarbeitern untereinander ‚fürchten‘ regelrecht, von ‚Herrn Meier‘ gebützt zu werden.

Also: Zurückhaltung und Rücksichtnahme ist geboten. Dort, wo es gewünscht ist, gerne. An anderer Stelle: Nein!

Auf Rädern, Schienen oder in der Luft

Sobald Sie den öffentlichen Bereich betreten, um von A nach B zu gelangen, ist gegenseitige Rücksichtnahme erforderlich.

Wählen Sie die Straßen- oder U-Bahn, Bus oder Flugzeug, befinden Sie sich mit weiteren Reisenden vorübergehend auf relativ engem Raum.

Die eigene Bewegungsfreiheit ist eingeschränkt. Schnell kommt es zu (ungewollter) Bedrängnis für andere.

An sich sollte es klar sein: Ein wenig mehr Rücksicht aufeinander nehmen sollte schon sein. Aber die Praxis sieht oft anders aus. Der Einfühlsame geht wie folgt vor:

- Er lässt erst andere aussteigen, bevor er selbst einsteigt.
- Er geht ,nach hinten' durch.
- Er belegt die Sitzplätze nicht mit Taschen.
- Er macht älteren Menschen Platz.
- Er macht körperlich Eingeschränkten den Behindertensitz unaufgefordert frei.
- Er legt seine Schuhe/Füße nicht auf den gegenüberliegenden Sitzplatz, es sei denn, er legt eine Zeitung o. ä. unter die Schuhe/Füße. Sitzt allerdings ein anderer Fahrgast auf dem Platz neben oder diagonal gegenüber, lässt er die Füße unten.
- Er verzehrt keine Speisen oder Getränke.
- Er lässt keine Zeitungen oder Illustrierten liegen, es sei denn, sie sind noch in einem guten Zustand für spätere Fahrgäste.
- Er nimmt eigenen Müll mit.
- Er arbeitet möglichst dezent mit dem Smartphone oder Laptop.
- Er hält einen mitgeführten Hund nahe bei sich und an der Leine. Manchmal ist auch ein Maulkorb für die Tiere vorgeschrieben!
- Er legt seinen nassen Schirm nicht auf die Sitzpolster ab.
- Er belegt nur einen Platz.

Kurz Grüßen

Nimmt jemand den Platz nebenan oder gegenüber ein, können Sie einander kurz freundlich zunicken oder grüßen.

Sie sind dann als ,Mensch' erkannt und verhalten sich hoffentlich auch menschlich (im positiven Sinne) miteinander.

Wer zuerst aussteigt, kann sich vom anderen kurz verabschieden.

Verhalten mit dem PKW – Im Straßenverkehr

Kaum hat der stolze Fahrer oder die stolze Fahrerin die Autotür geschlossen, fühlt er/sie sich in einem geschützten, sicheren Raum.

Auf geht es in den Straßenverkehr. Hier trifft Auto auf Auto. Anonyme Maschinen, die offensichtlich und plötzlich in einen aggressiven Wettbewerb zueinander treten.

Wer fährt am schnellsten? Weshalb nicht eben die Lücke da vorn ausnutzen? Sich schnell mal dazwischenquetschen und dem anderen zeigen, wie ‚flott' gefahren werden kann.

Der vermeintliche Schutz der Autoaußenverkleidung verspricht bedingungslose Sicherheit. So ist es aber nicht – wie jeder wissen sollte.

Weshalb fällt es so vielen Fahrzeuglenker schwer, den anderen Verkehrsteilnehmer als Menschen zu achten?

Liegt es am sozialen Umfeld oder doch an der eigenen Persönlichkeit?

Von etwas mehr Miteinander würden alle profitieren. Weniger Regeln und Kontrollen wären die Folge.

Aber – so ist es nicht. Im Straßenverkehr gibt es viele und immer mehr Regeln. Die sollten bekannt sein, da sie überwiegend unter die Straßenverkehrsordnung fallen.

Fair fahren

Der Vollständigkeit halber zu unserem Thema werden hier aber trotzdem einige Regeln aufgelistet, die speziell in den Bereich Umgangsformen am Steuer fallen. Wer fair fährt, verhält sich so:

- Er erzwingt sich nicht mit Gewalt die Vorfahrt.
- Er schneidet keine unübersichtlichen Kurven.
- Er arbeitet nicht ungeduldig mit der Lichthupe.
- Er fährt nicht leichtsinnig.
- Er zeigt einem anderen keinen Vogel.
- Er hört keine überlaute Musik, die Warnsignale von außen übertönen!
- Bei der Verabschiedung – besonders nachts – knallt er nicht überlaut die Autotüren und betätigt beim Wegfahren nicht nochmals ordentlich die Hupe … und laut und für jeden vernehmlich „Komm gut heim!" rufend.
- Er lässt andere einfädeln und beachtet das Reißverschlussverfahren.
- Er gewährt anderen – auch wenn er Vorrang hat – bei Engpässen den Vortritt.
- Er passt gut auf Fußgänger und Radfahrer auf – auch sie sind Verkehrsteilnehmer, die berücksichtigt werden.
- Er drängelt nicht und hält ausreichend Abstand.
- Gibt es tatsächlich nur einen und eben diesen Parkplatz? Wenn es jemand ‚nötiger' hat, ärgern Sie sich nicht. Sie schaden nur Ihrer eigenen Gesundheit und das Risiko eines Unfalls steigt.

Verhalten nach einem Unfall

Vorsicht: Nach einem Unfall einen Augenblick ‚sammeln', bevor Sie aus dem Wagen springen. Hier passieren leider immer wieder tragische Unfälle – nach den ‚eigentlichen' Unfällen. Unbedingt den rückwärtigen Verkehr beachten! Sichern Sie die Unfallstelle sofort durch ein Warndreieck ab!

Vorsicht bei Schuldzuweisungen: Statt: „Du hast das und das gemacht." Lieber „Ich habe das und das gesehen/gehört/wahrgenommen."

Zur Erinnerung: Die meisten Menschen haben wohl nur <u>ein</u> Leben hier auf Erden. Verkürzen Sie es nicht unnötig durch rücksichtsloses Fahren! Sie haben auch keinen Vorteil, wenn auf Ihrem Grabstein steht: „Ich hatte Recht!"

Wieder ist ein böser Unfall mit einigen Fahrzeugen auf der dreispurigen Autobahn geschehen. Mehrere Schwer- und Schwerstverletzte liegen auf der Fahrbahn oder sind in den Autowracks eingeklemmt.

In kürzester Zeit bildet sich ein kilometerlanger Stau auf allen drei Fahrspuren. Die meisten Fahrer reagieren genervt infolge einer weiteren Verzögerung.

Starrsinnige Blockade?

Es dauert nicht lange, um im Rückspiegel die anrückenden Notärzte, Feuerwehr, Krankenwagen, Polizei mit nervös blinkendem Blaulicht zu sehen und kurze Zeit später auch zu hören. Weshalb dauert es so lange, bis sie sich der Unfallstelle nähern?

Die Rettungskräfte kommen nicht durch! Unbelehrbare oder verbohrte Fahrzeugführer bilden nicht – oder nicht rechtzeitig – die lebenswichtige Rettungsgasse. Wertvolle Minuten gehen verloren und können einem Unfallopfer das Leben kosten.

Tatsächlich berichten Einsatzkräfte, wie sie von einigen Autofahrern beschimpft werden oder einen Vogel gezeigt bekommen.

Vermeintlich Pfiffige hängen sich den Rettungswagen in der sich bildenden Rettungsgasse an, um im Stau nach vorn zu rücken. Dass sie dadurch nachfolgenden Helfern den Zugangsweg zum Unfallort versperren, scheint sie nicht zu kümmern.

Manch einem Schwerverletzten hat die verzögert eintreffende Erste Hilfe nicht gelangt, zu überleben. Schmerz- und qualvoll hat er sein Leben ausgehaucht, weil die dringend notwendige Hilfe nicht rechtzeitig eintraf.

Handy-Gaffer

Treffen die Helfer endlich am Unfallort ein, werden sie von neugierigen Gaffern bei ihrer Arbeit behindert. So mancher Irregeleiteter macht ein Selfie von sich und einem am Boden liegenden Opfer – wohlgemerkt, ohne Hilfe zu leisten.

„Eine bewusste Entscheidung und daher unangemessenes, schlechtes Benehmen, das im Handy-Knigge unter absolutes No-Go stehen sollte." (Quelle: Autobild.de vom 05.06.2015).

Seit 2018 sieht der Bußgeldkatalog für ‚Gaffer' ein Bußgeld von bis zu 1.000 Euro vor.

Wer Fotos- oder Filmaufnahmen von verunfallten Personen aufnimmt, riskiert eine Freiheitsstrafe von bis zu 2 Jahren.

Nette Menschen im Straßenverkehr

Sie werden vorgelassen oder beim Einfädeln stressfrei in den fließenden Verkehr aufgenommen? Bei Engpässen im Gegenverkehr wird Ihnen Vorfahrt eingeräumt? Dann bedanken Sie sich mit einem kurzen Winken. Der andere freut sich bestimmt.

Sie können sich auch freuen, da Sie etwas Stress aus dem Straßenverkehr genommen haben. Angenehm für Sie, da Sie selbst etwas stressfreier ans Ziel gelangen.

Zeigen Sie etwas mehr Zwischenmenschlichkeit im Straßenverkehr und tragen Sie dazu bei, Stress abzubauen.

Als Beifahrer unterwegs

Sie sind eingeladen, als Mitfahrer in einem PKW Platz zu nehmen.

Das Auto eines anderen ist für den Beifahrer fremdes Terrain.

Dort verhält er sich so, wie er sich als Gast zurückhaltend verhalten sollte. Deshalb ziemt es sich nicht:

- zu essen und zu trinken,
- sich zu schminken,
- Krümel sowie Abfälle zu deponieren,
- Kaugummipapier zu entsorgen,
- sich zu kämmen,
- zu rauchen.

Selbst Raucher deklarieren manchmal ihren Wagen als rauchfreie Zone.

Und nicht vergessen: Angurten!

Mietwagen

Sie leihen sich ein Auto? Für ein Leihauto gelten natürlich dieselben Regeln.

Manch Nutzer scheint zu denken, dass im Leihwagen Verkehrsregeln ihre Gültigkeit verlören. Es wird schon mal rücksichtsloser gefahren und das Fahrzeug verschmutzt überlassen. Traurig!

Geben Sie es mindestens so sauber und intakt zurück, wie Sie es erhalten haben, wobei es eine Selbstverständlichkeit ist, es wieder aufzutanken.

Im Taxi

Mit dem Taxi unterwegs? Wenn Sie nicht gerade die Fahrerin oder der Fahrer des Taxis sind, stellt sich die Frage: Wer sitzt wo? In Ländern mit Rechtsfahrgebot gilt:

Der Platz rechts hinten gilt als angenehmster Sitzplatz. Benutzt eine Person ein Taxi, nimmt sie dort Platz.

Ursprünglich waren (in Kutschen) die Plätze vorne nur für das Personal gedacht. Die ‚Herrschaften' saßen immer hinten.

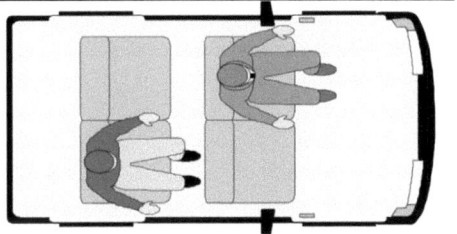

Sind Dame und Herr – beziehungsweise Gast und Gastgeber – unterwegs, öffnet der Herr die Tür rechts hinten und lässt die Dame einsteigen.

Die Dame rutscht auf den Rücksitz hinter den Fahrer, sodass der Herr anschließend einsteigen kann.

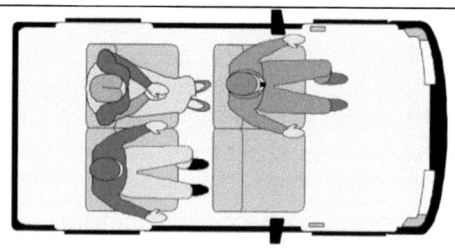

Rutscht die Dame nicht durch, geht der Herr (hinten) ums Fahrzeug herum und steigt dann hinter dem Fahrer ein. Das Aussteigen geschieht in umgekehrter Reihenfolge. Der Platz hinten rechts ist besser für den Gastgeber, da er von dort aus am besten dem Fahrer Anweisungen geben kann und von dort aus besser bezahlen kann, als hätte er hinter dem Fahrer Platz genommen.

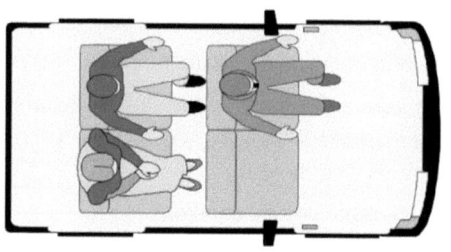

Sind zwei Gäste unterwegs, sitzt der Gastgeber vorne neben dem Fahrer.

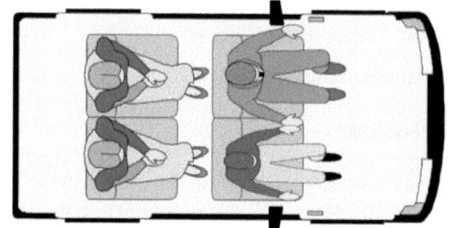

In mancher Kultur, zum Beispiel in den USA, ist es verpönt, direkt neben dem Fahrer Platz zu nehmen. Es kann sein, dass er sich angegriffen fühlt. Also – ab nach hinten!

Ein- und Aussteigen

Halten Sie so an, dass Ihre (Fahr-)Gäste zum Aussteigen trockenen Boden unter den Füßen haben mit genügend Platz zum Ein- und Aussteigen. Öffnen Sie Ihren Gästen beim Ein- und Aussteigen die Fahrzeugtür. Und sollte es regnen, halten Sie selbstverständlich Ihren Regenschirm so, dass der Gast möglichst wenig Wassertropfen abbekommt. Hotel- und Restaurantzufahrten sind gut ausgerichtet, wenn das Fahrzeug von rechts kommend mit der Beifahrerseite zum Eingang halten kann.

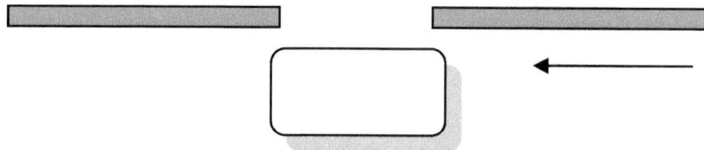

Der Gast hat dann den direkten Zugang zum Eingang, da er nicht um das Fahrzeug herumgehen muss.

Beim Einkauf – Im Supermarkt

Das Warenangebot in hiesigen Supermärkten lässt in der Regel keine Wünsche offen.

In vielen Supermärkten wird der Kunde gleich nach Betreten durch die Obst- und Gemüseabteilung geleitet. Mithilfe geschickt angebrachter Spiegel und entsprechender Ausleuchtung strahlt das Obst seine Frische appetitlich aus.

Der Kunde kauft sozusagen mit seinen Augen ein. Den meisten wird der Satz „das Auge isst mit" bekannt sein.

Früher hing hin und wieder an einer Obst- und Gemüse-Theke ein Hinweisschild mit der Aufschrift: „berührt ist gekauft." Damit sollte vermieden werden, dass die Kunden Obst und Gemüse in die Hand nehmen, kritisch begutachten, dann wieder zurücklegen und sich schließlich die Ware rausnehmen, die sie für einwandfrei einschätzten.

Die Weitsicht des Kunden ist nachvollziehbar, entspricht aber nicht den hygienischen Vorschriften.

Abgesehen davon tut es auch dem Obst nicht gut, wenn es von unzähligen Händen berührt und gedrückt werden.

Auf Basaren im Orient ist hingegen immer wieder zu sehen, dass die Kunden sehr wohl das gewünschte Obst in die Hand nehmen, daran riechen, es drücken und hin und wieder sogar leicht schüttelnd ans Ohr halten.

Hier wird sozusagen mit allen Sinnen eingekauft.

In unserer Kultur ist diese Vorgehensweise nicht erwünscht und wird bösartige Blicke und gegebenenfalls sogar kritische Worte auslösen.

Dem Kunden bleibt also nichts anderes übrig, als sich ausschließlich auf den Seh-Sinn beim Einkauf zu verlassen.

Weiter wird der fremdländische Kunde akzeptieren müssen, dass in vielen Geschäften Schweinefleisch angeboten wird und alkoholische Getränke das Angebot abrunden.

Vordrängeln an der Theke und an der Kasse

„Wer ist der Nächste?", Fragt die gestresste Verkäuferin. Sofort beanspruchen zwei Kunden bedient zu werden. „Ich war zuerst da!" ruft eine Kundin aus und gibt sofort ihre Wünsche an.

Immer mit der Ruhe! Eine/r nach der/dem anderen.

Ist Ihnen auch schon einmal aufgefallen, dass sich die Warteschlangen an den anderen Supermarktkassen viel schneller abbauen?

Vordrängeln, vorbei an Wartenden in einer Schlange, verschafft eine Zeitersparnis. Aber: Weder bei der Bahn-Auskunft: „Ich hab' da nur mal ne Frage" und dann minutenlang die optimalen Bedingungen diskutieren, noch im Supermarkt: „Ich bin in Eile" – das sind andere auch –, ist das Vordrängeln korrekt.

Wenn hinter Ihnen in der Warteschlange ein Kunde mit nur einem oder zwei Artikeln wartet, steht es Ihnen natürlich frei, ihn vorzulassen, besonders dann, wenn Ihr Einkaufswagen fast überquillt.

Im Kino und im Theater

Etwas Kultur gefällig? Sie freuen sich auf einen angenehmen kulturellen Anlass. Gespannt harren Sie auf den Beginn der Aufführung.

Es scheint ein ungeschriebenes Gesetz zu geben, das sagt, dass die zu spät Kommenden im Theater immer die mittleren Plätze in einer Reihe reserviert haben.

Sollten Sie zu spät kommen, dann gehen Sie so an den Sitzenden vorbei, dass Ihr Rücken zur Bühne zeigt.

Entschuldigen Sie sich bei den Zuschauern, die Sie durch Ihr Verhalten stören.

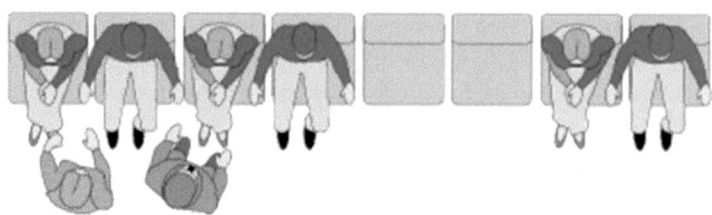

Dabei geht der Herr vor, um sozusagen den Weg freizumachen.

Bei den Plätzen angekommen, sitzen Damen und Herren so, dass die Dame rechts vom Herrn sitzt. Der Herr setzt sich erst, nachdem die Dame Platz genommen hat.

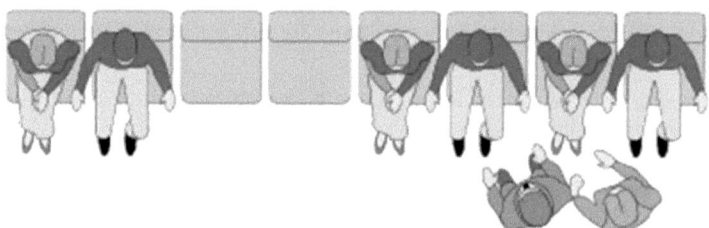

Betreten Sie die Sitzreihe von links, muss die Dame, bei den Plätzen angekommen, am Herrn vorbeigehen, um rechts von ihm sitzen zu können.

Hat die Vorführung bereits begonnen, wird bis zur Pause gewartet, um die Plätze einzunehmen. Am besten: Seien Sie pünktlich an Ihrem Platz.

Übrigens: Es wird gegrüßt beim Betreten und Verlassen eines Eisenbahnabteils oder eines Wartezimmers, beim Platznehmen und Aufstehen in einer Gaststätte, falls noch Fremde am selben Tisch sitzen.

Im Theater oder Konzertsaal werden links und rechts die Nachbarn gegrüßt.

Die Garderobe und die Garderobière

Jacken und Mäntel gehören nicht in den Zuschauerraum.

Bevor Sie im Theater Ihren Platz aufsuchen, geben Sie Ihren Mantel an der Garderobe ab.

Helfen Sie Ihrem Gast aus dem Mantel. Bitten Sie Ihren Gast, in der Nähe der Garderobe zu warten und stellen sich selbst an der Garderobe an.

Am Tresen angekommen, legen Sie den Mantel Ihres Gastes darauf ab. Dabei zeigt der Kragen in Richtung Garderobière. Ziehen Sie Ihren eigenen Mantel aus und legen ihn dazu. Die Garderobière wird die Mäntel entgegennehmen, aufhängen und Ihnen eine Garderoben-Marke überreichen.

Entrichten Sie Ihren Obolus oder legen Sie ein paar Münzen als Trinkgeld auf den Tresen.

Gehen Sie mit Ihrem Gast zu Ihren Plätzen und genießen Sie die Aufführung.

Nach der Aufführung

Die Vorstellung ist gerade beendet und schon beginnt der ‚Run‘ zur Garderobe. Manche Zuschauer verlassen die Vorstellung sogar schon während des Schluss-Applauses, um ja möglichst als einer der Ersten an der Garderobe zu sein.

Was mögen die Schauspieler, die eine fantastische Leistung erbrachten, denken, wenn sie die ersten Zuschauer schon weglaufen sehen? Wo bleibt die Wertschätzung?

Wie dem auch sei, auf ein paar Minuten kommt es jetzt wirklich nicht mehr an. Lassen Sie Eiligen den Vortritt und vermeiden Sie für sich den Garderoben-Stress.

Gehen Sie mit Ihrem Gast in den Garderoben-Bereich. Bitten Sie den Gast, kurz auf Sie zu warten. Stellen Sie sich an der Garderoben-Ausgabe an.

Sobald Sie an der Reihe sind, legen Sie Ihre Garderoben-Marke auf den Tresen. Drehen Sie die Marke dabei so, dass die Garderobière die eingestanzte oder aufgedruckte Nummer lesen kann.

Sie erhalten beide Mäntel, gehen etwas zur Seite und ziehen nun zuerst Ihren eigenen Mantel an! Sie haben somit die Hände frei, Ihrem Gast behilflich zu sein.

Sollten Sie mit zwei Gästen unterwegs sein, helfen Sie mit der Garderobe zuerst der ranghöheren Person.

Im Hotel

Sie haben vorab ein Zimmer reserviert. Dieses Zimmer wird üblicherweise bis 18:00 Uhr für Sie freigehalten.

Sollten Sie später im Hotel eintreffen, empfiehlt sich rechtzeitig ein Anruf, mit dem Hinweis auf die späte Ankunftszeit. Es kann Ihnen sonst passieren, dass das Zimmer an einen anderen Gast vergeben wird.

Sie treffen im Hotel ein und begeben sich zum Empfang. Dort checken Sie ein. Das bedeutet, dass Sie Namen und Anschrift hinterlassen. In einigen Häusern wird von Ihnen ein Abzug beziehungsweise ein Ausdruck Ihrer Kreditkarte verlangt. In guten Sterne-Häusern wird ihr Gepäck aufs Zimmer gebracht.

Manche Gäste reisen mit regelrechten Großfamilien an. Unter Umständen ‚vergessen‘ sie, alle Mitreisenden anzugeben. Das ist laut Bundesmeldegesetz vorgeschrieben. Möglicherweise wird ihnen Einbettungsbetrug vorgeworfen.

Auch ist es weder erwünscht noch wird es in der Regel erlaubt, mitgebrachte Mahlzeiten im Hotelzimmer zu verzehren.

Mancher Hotelier berichtet sogar davon, dass Gäste eigenes Essen auf einer mobilen Hitzequelle zubereiteten. Das kann gefährlich enden …

Die komplette Wäsche zu waschen und dann im Zimmer trocknen zu lassen, gehört nicht zu den üblichen Nutzungsrechten im Zimmer.

Beim Auschecken werden Sie in der Regel nach ‚Extras‘ gefragt. Unter Extras wird ein zusätzlicher Verzehr verstanden, zum Beispiel Getränke aus der Minibar. Geben Sie diese ehrlich an.

Verhalten im Hotelzimmer

Warum auch immer, die erste Aktion des Gastes im Hotelzimmer ist häufig der Blick aus dem Fenster. Danach schaut er sich im Badezimmer um und schließlich im Zimmer selbst. Ist ein Safe vorhanden, eine Minibar, funktioniert das Fernsehgerät?

Manche Gäste setzen sich aufs Bett und testen die Matratze. Sollten Sie ein zusätzliches Kopfkissen benötigen, finden Sie dieses im Schrank oder Sie können es telefonisch bestellen. Zu weiteren Wünschen steht Ihnen das Housekeeping zur Verfügung.

Rücksichtsvolle Gäste ziehen die Straßenschuhe aus, bevor sie sich aufs oder ins Bett legen. Dass Schuhe nicht mit Handbüchern poliert werden sollten, sollte dem Gast klar sein.

Auch wenn das manche Gäste anders sehen: Handtücher und Bademäntel sind nicht Bestandteil des Zimmerpreises!

Diebstahl im Hotel

„Die Bademäntel … wie flauschig. Die würden mir zu Hause auch gefallen.“

Stopp! Am besten diesen Gedanken gar nicht weiterführen. Denn, das wäre eine Straftat. Diebstahl im Hotel; wollen Sie als Dieb ertappt werden?

Den Hoteliers entstehen immense Schäden durch Diebstähle. Manche gehen dazu über, so weit wie möglich alles festzuschrauben oder so anzugeben, dass nichts ‚aus Versehen' eingesteckt werden kann.

Die oben erwähnten Bademäntel führen sicherlich die Diebstahl-Strichliste an. Handtücher, Kleiderbügel, Kopfkissen, Gemälde, Glühlampen, Batterien aus der Fernbedienung, oder gleich der komplette Fernseher – nichts ist sicher vor Gästen, die sich wie im Selbstbedienungsladen fühlen.

Sogar die Kosmetik Artikel dürften nicht mitgenommen werden. Hier machen allerdings die meisten Hoteliers ein Auge zu.

Generell gilt die Regel, dass Angebotenes beziehungsweise Ausstattung zur Nutzung und Benutzung vor Ort bestimmt ist.

Lassen Sie sich nicht verführen. Der Übernachtungspreis beinhaltet nicht die oben erwähnten Artikel. Egal wie hoch der Zimmerpreis ist.

Drehtür

Lassen Sie andere vor! Passen sie auf, dass sich Ihr Gepäck nicht in der Tür verklemmt!

Einige Drehtüren sollen nicht mit reiner Muskelkraft gedrückt werden, da sie dann blockieren. Diese Türen arbeiten mit Sensoren und drehen sich ohne Ihr Zutun.

In der Hotelbar

Verlockend sind sie schon, die kleinen salzigen Köstlichkeiten. Schaufeln Sie die Nüsse aus den Schälchen nicht in sich hinein. Sie dienen zur Ergänzung Ihrer bestellten Getränke.

Beachten Sie, dass Nüsse, Mandeln, Oliven oder Käse und was immer gereicht wird, recht salzig sind und somit zu weiterem Getränkekonsum anregen.

Nehmen Sie einige Nüsse aus der Schale – wenn vorhanden mit einem kleinen Löffel – und legen diese auf das hoffentlich ausgelegte kleine Papier- oder Stoffserviettchen. Von dort können Sie sie einzeln genießen. Keine Serviette da? Dann in die linke Hand nehmen.

Olivenkerne oder Obstkerne werden wie folgt aus dem Mund entfernt. Ohne Besteck: Die linke Hand faustförmig vor den Mund halten. Mithilfe der Zunge den Kern in die Kuhle der Faust (zwischen Daumen und Zeigefinger) geben. Von dort entsorgen.

Mit Besteck: Linke Hand als ‚Sichtschutz' vor den Mund halten. Löffel mit rechter Hand vor den Mund führen. Kern vorsichtig mit der Zunge auf den Löffel drücken. Ablegen.

Übrigens: Kinder und Jugendliche halten sich weder in der Hotelbar noch in der Sauna auf.

Tipp – Das sogenannte Trink-Geld

Dass die Zeiten früher anders waren, ist altbekannt. Es gab deutlich weniger Reisende als heute, Touristen im heutigen Sinn noch weniger.

Im 16. und 17. Jahrhundert musste das Bedienungspersonal in den Tavernen und Herbergen hart arbeiten unter Bedingungen, die heute kaum mehr vorstellbar sind. Die Angestellten bekamen in der Regel kein Geld als Entlohnung, sondern Naturalien.

Sie durften sich in einem Kämmerchen mit anderen das Nachtlager teilen und bekamen Essen und Trinken ‚frei Haus'. Das bedeutet, dass sich das Bedienungspersonal nichts sparen konnte und demnach auch kaum eine Chance hatte, in andere Kreise aufzusteigen.

Wieviel Trinkgeld ist angemessen?

Wir gehen davon aus, dass es viele Beschäftigte gibt, die ihre Dienstleistung fachlich korrekt und menschlich überzeugend darbieten. In diesem Fall ist es üblich und korrekt, sich mit einem passenden Trinkgeld erkenntlich zu zeigen.

Die Frage nach dem Trinkgeld (in Deutschland) scheint immer etwas schwierig zu beantworten zu sein, da hier ‚diskret' vorgegangen wird. Kaum einer sagt offen, wie viel Trinkgeld er tatsächlich erhält.

Generell kann davon ausgegangen werden, dass zwischen 5 % und 10 % des Rechnungsbetrags, zum Beispiel im Restaurant, als Trinkgeld angemessen erscheint.

Je kleiner der Betrag, desto höher der prozentuale Anteil. Bei einer Tasse Kaffee für Euro 3,50 – bezahlt Euro 4,-, sind das bereits mehr als 10 Prozent, ist aber trotzdem richtig. 35 Cent wären hier sicherlich zu knauserig. Dann lieber gar nichts geben.

Wie viel Trinkgeld wollen Sie geben? Hier eine Auflistung zur Orientierung:

- Zimmermädchen 1 – 2 Euro pro Nacht. Am besten das Geld gut sichtbar morgens auf das aufgeschlagene Bett legen. Achtung: Ist das Trinkgeld nicht eindeutig als solches zu erkennen, muss das Zimmermädchen das Geld abgeben, da der Gast es ja verloren haben könnte.
- Friseur 2 – 5 Euro pro Besuch. Bei zusätzlichen Behandlungen wie Augenbrauen zupfen usw. darf es auch mehr sein.
- Pedicure und vergleichbare Wellnessbehandlungen 3 – 10 Euro.
- Kofferträger 1 – 2 Euro pro Gepäckstück.
- Masseur 2 – 5 Euro pro Anwendung.
- Taxifahrer bei Stadtfahrten 1 – 3 Euro.
- Paketzusteller 1 – 3 Euro.
- Krankenpfleger je nach Länge des Aufenthalts als Patient 10 bis 50 Euro für die Gemeinschaftskasse.
- Garderobière 1 bis 2 Euro.
- WC-Frau/Mann 50 Cent.

- Auf Kreuzfahrten ist das Trinkgeld oft genau festgelegt und wird Ihnen vor der Buchung bereits erläutert. So können Sie je nach Schiff mit 8 bis 15 Euro am Tag rechnen.
- Stewardessen beziehungsweise Flugbegleiter erhalten kein Trinkgeld.

Natürlich freuen sich auch andere Dienstleister über eine kleine Aufmerksamkeit.

Achtung: In den USA werden fast immer 15 % bis 20 % auf den Rechnungsbetrag aufgerechnet, die auch zusätzlich zu bezahlen sind.

In Japan hingegen ist es verpönt, Trinkgeld zu geben.

In Altenheimen und Pflegeeinrichtungen ist es nicht angesagt, Personal Trinkgeld zu geben. Es wird befürchtet, dass durch diese gut gemeinte Zuwendung mehr oder bessere Betreuung als bei anderen Bewohner erfolgen könnte.

Die meisten Einrichtungen vermerken in den Verträgen sogar, dass keine extra finanzielle Zuwendung erlaubt ist.

Damit die Beschäftigten trotzdem einen ‚Bonus' erhalten können, wird einmal im Jahr (zum Beispiel zu Weihnachten) offiziell gebeten, – anonym – einen Obolus zur Sammlung beizutragen.

Bestechung – Korruption

Von einer kleinen Gefälligkeit ist es kein großer Schritt bis zur Bestechung. Um der Korruption vorzubeugen, ist die Bestechung sowieso verboten.

Wie erkennt ein Angestellter oder Beamter, wenn die unsichtbare Grenze zwischen Aufmerksamkeit und Bestechung überschritten wird? Ab wann wird das Wohlwollen erkauft?

Um den Empfänger nicht in eine prekäre Lage geraten zu lassen, definiert der Arbeitgeber unter Umständen die Akzeptanz der Annahme. Beispielsweise bis zu einem Wert von fünf Euro; in Ordnung. Höhere Leistung? Dann muss sie abgelehnt oder direkt an einen Beauftragten im Unternehmen zur Aufbewahrung weitergegeben werden.

Versuchen Sie nicht, jemanden zu bestechen. Der Begünstigte wie auch Sie können sich strafbar machen.

Das Mobiltelefon in deutscher Kultur

Gehören Sie zu den Menschen, die (noch) kein Smartphone benutzen? Dann können Sie sich selbst als Rarität bezeichnen.

Welche Umgangsformen gelten zu diesem Thema?

Im Folgenden zeigen wir, dass Menschen trotz fast dauerhaftem Einsatz von Smartphone und Tablet harmonisch miteinander auskommen können.

Generell gilt:

- Sprechen Sie am Smartphone deutlich.
- Sprechen Sie zurückhaltend statt ins Gerät zu schreien.
- Bleiben Sie ruhig und rennen nicht gestikulierend hin und her.
- Positionieren Sie sich abgewendet von anderen.

Menschen mancher Kulturen sprechen lauter als hiesige. Die eine oder andere Sprache klingt heftiger, drohender als die deutsche.

Für einen Außenstehenden mag sich das so anhören, als würden die beiden Telefonierenden lautstark und aggressiv miteinander streiten. Wird dann auch noch heftig gestikuliert – die Person am anderen Ende der Leitung kann sie sowieso nicht sehen – scheint die Bedrohung perfekt.

Der Telefonierende, der vielleicht mit einem Verwandten aus dem Herkunftsland telefoniert, ist ins Gespräch vertieft. Er vergisst sozusagen das Drumherum. So hört er sich für andere laut, aggressiv und rücksichtslos an.

Nehmen Sie etwas mehr Rücksicht aufeinander. Oder wählen Sie gleich einen Ort, an dem Sie ungestört und frei telefonieren können.

Mailbox und Anrufbeantworter

Sprechen Sie jemandem eine Nachricht auf den Anrufbeantworter oder die Mailbox, geben Sie neben Ihrem Namen und dem Grund des Anrufes eine Telefonnummer an, unter der Sie erreichbar sind.

Menschen mit einem Namen, der hierzulande fremdländisch klingt, sollten besonderen Wert auf die Aussprache des eigenen Namens legen. Gegebenenfalls könnten sie ihn auch buchstabieren.

Damit es nicht zu einem endlosen Hin- und Hertelefonieren kommt, vermerken Sie außerdem eine Zeitspanne, in der Sie am ehesten erreichbar sind.

Bevor Sie telefonieren

Bereiten Sie sich vor, bevor Sie den Anruf starten.

- Legen Sie benötigte Unterlagen zurecht.
- Klären Sie ab, wen genau Sie sprechen wollen (das gilt natürlich besonders bei beruflichen Kontakten, Ämtern, Ärzten, Anwälten und so weiter).
- Halten Sie ein Schreibgerät bereit.
- Halten Sie einen Schreibblock beziehungsweise eine Schreibunterlage bereit.
- Stellen Sie sich gedanklich auf das Gespräch ein.

Nachdem die Verbindung hergestellt ist:

- Begrüßen Sie deutlich Ihren Gesprächspartner mit „einen schönen guten Tag, hier spricht Vorname – Nachname".
- Sprechen Sie klar und verständlich (bei Smartphone: Außengeräusche stören gegebenenfalls die Kommunikation).
- Wählen Sie eine positive Grundeinstellung. Nicht vergessen: ‚Freundlichkeit sehen die Blinden und hören die Gehörlosen'. Damit ist gemeint, dass ein Lächeln sehr wohl beim Gegenüber ankommt.
- Kommen Sie schnell zur ‚Sache'.
- Klären Sie, wie weiterhin zu verfahren ist.
- Verabschieden Sie sich freundlich, danken Sie für das Gespräch und wünschen noch einen schönen Tag.

Wenn Sie sich die oben aufgeführten Punkte genau durchlesen, werden Sie feststellen, dass Sie die Angaben, die die Vorbereitung betreffen, während einer Autofahrt am Steuer des Wagens kaum realisieren können. Am Steuer eines Fahrzeugs gilt deshalb: Finger weg vom Telefon! Nicht nur weil es gesetzlich verboten ist, sondern auch weil die Ablenkung und damit das Risiko eines Unfalls zu groß sind. Während der Autofahrt nur mit Freisprechanlage telefonieren! Bei Anruf: Rückruf anbieten, nächsten Parkplatz ansteuern und von dort aus rückrufen.

Smartphone aus!

Befinden Sie sich in einer Gesellschaft (Dialog, Besprechung, Meeting, Familienfeier, aber auch bei einem Zusammensein mit einem Freund oder einer Freundin), reißt ein Läuten des Telefons aus der gerade stattfindenden Kommunikation. Unterstellen wir im Folgenden, dass Sie gerne in der oben beschriebenen Gesellschaft sind, dann ist es unhöflich, sofort auf das Klingeln zu reagieren. Offensichtlich ist der Mensch von Natur aus sehr neugierig und reagiert sofort auf das Läuten oder Vibrieren des Geräts. Schon durch diese Signale werden wir in unserem Dialog unterbrochen. Der sogenannte ‚rote Faden' ist in jedem Fall erst einmal durchtrennt und muss später gesucht und neu aufgenommen werden. Feinsinnige Gespräche sind somit hinfällig. Das Klingeln des Telefons stört. Und was ist zu tun? Nun ganz einfach: Bevor Sie sich in eine Gesellschaft begeben, stellen Sie Ihr Handy ganz einfach ab oder stellen es auf lautlos! Dieses Verhalten gilt auch in Vorlesungen und in Unterrichtsräumen. In vielen Arztpraxen wird dazu aufgefordert, das Smartphone auszuschalten. Zum einem, um ungestört Zeit im Wartezimmer zu gewährleisten und zum anderen, um die Behandlung im Untersuchungsraum nicht zu unterbrechen. Angeblich können vom Smartphone ausgehende Signale Behandlungsgeräte stören.

Datenschutz oder Missbrauch?

Beachten Sie gesetzliche Vorgaben beim Benutzen des Smartphones und berücksichtigen Sie den Datenschutz. Fotografieren Sie nicht in Gebäuden oder Privatwohnungen. Holen Sie sich, wenn nötig, die Erlaubnis zum Fotografieren ein. Legen Sie gerade eine Prüfung ab, sollten Sie das Smartphone sowieso ausgeschaltet lassen. Es wäre schade, käme es zu Missverständnissen oder gar zu der Vermutung, sie hätten sich Informationen von außen geholt.

Soziales Miteinander – Leben und Tod

Ich bete, dass die Menschen dieser Erde freundlicher miteinander umgehen mögen.
Dalai Lama (Tenzin Gyatso), buddhistischer Mönch
*(*1935)*

Sauberkeit, Hygiene, Krankheit und Tod

Besuchern aus fremden Kulturen wird manchmal eine gänzlich andere Hygiene unterstellt, als den hier Lebenden nachgesagt wird. Böse Zungen behaupten sogar, dass Krankheiten, Bakterien oder Krabbeltierchen eingeschleppt würden.

Im Einzelfall mag das auch zutreffen. Trotz aller Vorsichtsmaßnahmen können schädliche Erreger über Schiffswege oder Flugverbindungen ins Land bringen.

Umso wichtiger ist es, auf Hygiene zu achten. Geschieht das immer?

Beim Arzt

Immer wieder wird berichtet, dass männliche Patienten aus muslimisch geprägten Ländern Schwierigkeiten haben, sich von weiblichem Pflegepersonal oder Ärztinnen behandeln zu lassen.

Solange der Patient die Möglichkeit hat, sich auszusuchen, ob er eine Ärztin oder einen Arzt konsultiert, kann er hier mögliche ‚Geschlechter-Konfrontation' vermeiden.

In anderen Konstellationen hat er es zwangsläufig so zu nehmen, wie er die Situation vorfindet.

Er hat zu akzeptieren, dass die Ärztin, die Krankenpflegerin, die Helferin mindestens eine genauso gute Arbeit leisten wie das männliche Pendant.

Umgekehrt wird die weibliche Patientin auf Situationen treffen, in der sie von einem männlichen Arzt untersucht wird.

Im Wartezimmer

Auch und gerade im Wartezimmer des Arztes gilt es, Rücksicht aufeinander nehmen.

Manch Wartenden plagen Schmerzen oder Ängste und die meisten ärgern sich über die gefühlte ungenutzt verstreichende Zeit.

Bevor Sie das Wartezimmer betreten, klopfen Sie an die Tür. Dann öffnen Sie, ohne auf eine Aufforderung zu warten. In einigen Praxen klopfen auch Helferinnen und Ärzte, bevor sie die Wartezimmertür öffnen.

Beim Eintreten grüßen Sie die anderen. Dasselbe gilt für die Verabschiedung. Legen Sie mitgebrachte Garderobe an entsprechender Stelle ab.

Sind im Wartezimmer alle Sitzplätze besetzt, so werden diese jenen Patienten überlassen, die den Platz nötiger haben. Neben alten und gebrechlichen Menschen betrifft es auch jene, denen es offensichtlich nicht gut geht.

Das Smartphone ist schon ausgeschaltet. So wird niemand zum Telefonieren veranlasst. Laute Gespräche mit Sitznachbarn stören oft die anderen. Gespräche über eigene oder fremde Krankheiten sind verpönt.

Viele Menschen in Wartezimmern von Ärzten sind – verständlicherweise – krank. Manche leiden an einer ansteckenden Krankheit. Besteht die Gefahr der Ansteckung, dann sollte der Betroffene das Wartezimmer meiden und lieber auf dem Flur oder an anderer Stelle warten.

Das gilt auch bei ständigem Husten im Wartezimmer. Halten Sie ein Taschentuch vor den Mund oder warten Sie außerhalb des Wartezimmers.

Hinweis: Immer in die linke Hand husten, da die rechte die Greifhand ist, beziehungsweise zur Begrüßung benutzt wird.

Am Krankenbett

Die Zeiten sind vorbei, in denen in den meisten Krankenhäusern strikte Besuchszeiten einzuhalten waren. Obwohl die Besuchszeit dadurch weiter ausgedehnt ist, gilt es trotzdem, auf die Bedürfnisse des Kranken und auf die im selben Zimmer liegenden Menschen, Rücksicht zu nehmen.

Um den Kranken nicht in eine peinliche Situation zu bringen (ungepflegte Haare, unrasiert, Schlafkleidung usw.), sollten Sie Ihren Besuch vorher (telefonisch) ankündigen. Weiterhin:

- Dehnen Sie Ihren Krankenbesuch nicht zu lange aus.
- Führen Sie keine anstrengenden Gespräche.
- Rauchen Sie nicht.
- Versorgen Sie mitgebrachte Blumen. Verzichten Sie aus Hygienegründen auf Topfpflanzen.
- Der Kranke freut sich oft auch über Taschentücher, Obst, Zeitschriften, aber auch über Literatur, wie Romane o. ä.
- Bringen Sie keinen Alkohol mit.

Bitten Sie um einen Stuhl, vermeiden Sie aber, sich auf die Bettkante zu setzen. Dieser kleine intime Bereich soll dem Genesenden überlassen werden. Es sei denn, der Patient bittet ausdrücklich darum, um die Nähe des Partners zu spüren.

Gefühle zeigen ist in Ordnung, wobei Sie bei Schwerkranken jedoch sehr sensibel vorgehen sollten.

Dezente Zärtlichkeit – sofern Sie diese auch außerhalb des Krankenzimmers austauschen – sind erlaubt.

Manche Kulturen zeichnen sich dadurch aus, dass die komplette Großfamilie zu Besuch kommt. Sie belagern regelrecht das Krankenzimmer, tauschen sich über Neuigkeiten aus, verteilen mitgebrachte Lebensmittel und unterhalten sich lauter als üblich.

Es ist löblich, wenn sich Familienangehörige um den Kranken kümmern. Ungewollt stören sie allerdings den sowieso schon eingeschränkten Privatbereich anderer Patients im selben Zimmer.

Halten Sie deswegen die Besuche kurz. Ist der Patient in der Lage, das Krankenbett und Zimmer zu verlassen, suchen Sie einen Ort im Krankenhaus, an dem Sie ungestört Ihren Besuch durchführen können.

Der letzte Weg

In der Todesanzeige wird neben Namen und Sterbedatum des Verstorbenen auch die Zeit und der Ort der Beisetzung und der Todesfeier angegeben.

Manchmal wird darum gebeten, von Kranz- und Blumenspenden abzusehen und lieber eine Spende für einen guten Zweck zu überweisen. Sollte der Wunsch geäußert werden, am offenen Grab von Beileidsbekundungen Abstand zu nehmen, wird dieser Wunsch natürlich respektiert.

Kondolieren

Auch wenn es nicht jedermanns Sache ist: Immer persönlich oder schriftlich und vor allem so schnell wie möglich kondolieren. Nach dem Erhalt der Todesnachricht wird sofort kondoliert (das Beileid aussprechen).

Allerdings sprechen nur die nächsten Angehörigen und die engsten Freunde ihr Beileid telefonisch aus. Für andere gilt: Nicht telefonisch kondolieren, es sei denn, der Todesfall wird Ihnen telefonisch mitgeteilt.

Das schriftliche Kondolieren zeigt Rücksichtnahme auf die betroffene Familie, die sich in der Regel aufgrund des Todesfalls in einer Extremsituation befindet.

Vermeiden Sie Briefpapier mit schwarzem Rand, denn dies ist dem Trauerhaus vorbehalten.

Mögliche Formulierungen:

- „Mein herzlichstes Beileid zum Tode Ihres Angehörigen."
- „Meine innige/aufrichtige Anteilnahme."
- „Seien Sie versichert, dass ich mit Ihnen fühle."

Bieten Sie neben der Aussage ‚aufrichtiges Beileid' gerne auch persönliche Hilfe und Unterstützung an.

Drängen Sie sich mit der Hilfe aber nicht auf. Will jemand die angebotene Hilfe annehmen, wird er das äußern. Unterstützen Sie, ohne indiskret zu werden.

Gut gemeinte Ratschläge sind immer passend. Also: sensibel bleiben.

Abschied am offenen Grab

In aller Ruhe – ohne jegliche Hetze und Hektik – wird vom Verstorbenen Abschied genommen.

Streitereien, Groll und Anfeindungen sind fehl am Platz.

Kranzschleifen

Mögliche Texte passen – neben dem eigenen Namen – auf einer Kranzschleife:

- Ein letzter Gruß von ...
- In Dankbarkeit
- In Liebe und Treue
- In Verbundenheit über das Grab hinaus
- Ich werde dich nie vergessen
- Auf Wiedersehen

Trauerkleidung

In unserer Kultur gilt die Farbe Schwarz für die Kleidung als Zeichen der Trauer. Gleichzeitig wird darauf geachtet, möglichst dezente Kleidung auszusuchen. An diesem Ort muss nicht mit besonderem Schick oder Schmuck aufgetrumpft werden.

Trauerrede

Die Grabrede beziehungsweise Trauerrede ist ein wichtiger Teil während der Beisetzung. Sollten Sie sich verpflichtet fühlen oder gebeten werden, eine Rede am offenen Grab zu halten, reden Sie zuerst die Familie des Verstorbenen mit Namen an und dann die restliche Trauergemeinde.

Erläutern Sie Ihr eigenes Verhältnis zum Verstorbenen. Vergessen Sie nicht, sich erst vor dem Grab zu verbeugen und sich dann den Anwesenden zuzuwenden.

Wenn nicht jeder weiß, wer Sie sind, stellen Sie Ihre Beziehung zur verstorbenen Person dar.

Bereiten Sie die Rede gut vor und handeln vor Ort wie folgt:

- Reden Sie frei, also ohne Stichwortkarte.
- Halten Sie die Rede kurz. 5 Minuten sind in Ordnung. Denken Sie daran, dass es gerade älteren Menschen schwerfallen kann, lange zu stehen.
- Wählen Sie leise Töne, selbst wenn weiter entfernt Stehende nicht jedes Wort hören können.
- Sprechen Sie deutlich.
- Zeigen Sie Ihre eigene Betroffenheit.
- Sagen Sie nur Positives; erinnern Sie an besondere Leistungen, Verdienste und Fähigkeiten des Verstorbenen.
- Betonen Sie seine menschlichen Qualitäten.
- Schildern Sie eine Begegnung mit dem Verstorbenen, die unvergesslich blieb.

Erklären Sie kurz den Grund des Todes, um anschließend der Familie Ihr Gefühl der Trauer auszudrücken. Schließen Sie die Trauerrede mit einem Abschlusssatz.

- „Wir werden gerne an den Verstorbenen denken."

Verneigen Sie sich in Richtung Sarg beziehungsweise Urne und treten zur Seite.

Beileidsbekundung am offenen Grab

Kondoliert wird den nahen Angehörigen mit Handschlag. Um Anwesenden zu zeigen, wer zu den Angehörigen gehört, sollten diese nach der Beerdigung in der Nähe des Grabs stehen. Jedem Besucher bleibt überlassen, ob er Kontakt zur Familie sucht. Auch ein stilles Entfernen ist möglich.

Der Leichenschmaus

Nach der Beisetzung kann in einem nahegelegenen Restaurant zu einem Trauermahl beziehungsweise zu einer Kaffeetafel eingeladen werden.

Der Leichenschmaus bezeichnet das gemeinsame Mahl im Anschluss an die Beisetzung. Dieser Schmaus ermöglicht den Austausch von Erinnerungen an den Verstorbenen, das gemeinsame Essen und Trinken und das Gespräch miteinander.

Oft tut es den Betroffenen gut, sich in vertrautem Kreise Schmerz und Trauer von der Seele reden zu können.

Essen und Trinken gehören beim Totenessen/Traueressen dazu. Manch Trauernder hatte eine weite Anfahrt. Die Beisetzungsfeierlichkeiten selbst nehmen auch eine nicht zu unterschätzende Zeitspanne ein, sodass der Magen knurren kann.

Denken Sie an den eigentlichen Zweck dieses Zusammenkommens: das Gespräch der Teilnehmenden miteinander. Anfangs wird viel über den Verstorbenen gesprochen, dann kommen Erinnerungen von früher auf.

Sprechen Sie nicht negativ über den Verstorbenen.

Es ist angebracht, ein Foto des Verstorbenen (mit Trauerflor) aufzustellen. Die gewählte Musikuntermalung sollte dem Anlass entsprechen.

Besuch auf dem Friedhof

Auch hier gibt es eine Menge Regeln, die zu beachten sind. So ist es zum Beispiel nicht gestattet:

- Die Einrichtungen oder Anlagen des Friedhofes zu verunreinigen oder zu beschädigen.
- Abfälle auf den Friedhof zu bringen.
- Pflanzen zu entnehmen (außer im Rahmen der Grabpflege).
- Tiere, ausgenommen Führhunde für Blinde, mitzubringen.
- Wildlebende Tiere zu fangen oder zu füttern.
- Druckschriften zu verteilen.
- Waren oder gewerbliche Dienste anzubieten.
- Den Friedhof mit Kraftfahrzeugen zu durchfahren.
- Mit Fahrrädern auf Gehwegen oder in Grabfeldern zu fahren.
- Zu lagern oder zu zelten.
- Lärm zu erzeugen.
- Sport zu treiben.
- Mahlzeiten einzunehmen

Und natürlich gilt grundsätzlich, die Friedhofsruhe nicht zu stören.

Besuch eines Gottesdienstes

Das Smartphone ist ausgeschaltet.

Herren nehmen ihre Kopfbedeckung ab, Damen können Hüte in der Kirche tragen.

In der Kirche werden keine Speisen oder Getränke verzehrt. Die Anwesenden verhalten sich ruhig und zurückhaltend.

In den meisten Kirchen ist es nicht erwünscht, dass Jugendliche oder Erwachsene mit Shorts und Damen in Kleidung mit ‚Spaghetti-Trägern' beziehungsweise schulterfrei erscheinen.

Während des Gottesdienstes ist Umherlaufen nicht erwünscht. In der Regel wird nach oder während einer Predigt auf Applaus verzichtet.

Freundschaft und Partnerschaft

Einen kritischen Freund an der Seite, kommt man immer schneller vom Fleck.
Johann Wolfgang von Goethe, dt. Dichter
(1749 - 1832)

Freundschaft

„Alle Manieren beginnen im Freundeskreis. Hier tritt dem Menschen die Welt in ihrer geballten Andersartigkeit und Fremdheit entgegen, wie später, wenn er sich im Beruf und Freundeskreis unter Gleichen bewegt, nie mehr, weswegen die Familie eine einzigartige, im Leben nicht wiederkehrende Gelegenheit darstellt, Selbstachtung, Distanz und Respekt anhand der Manieren zu erproben." Asfa-Wossen Asserate, (äthiopischer Prinz, *1948), Unternehmensberater (Manieren, 5. Auflage 2003)

In Deutschland leben Millionen Menschen allein. Junge und alte Menschen, Frauen und Männer. Manche wählen das Alleinleben freiwillig, manchen wurde es durch Trennung, Scheidung, Tod, Krankheit, Unfall oder andere Schicksale aufgezwungen.

Manch einer ließ seine Familie beim Wechsel in ein anderes Land zurück.

Das Alleinleben hat unendlich viele Vorteile, wie zum Beispiel die Selbständigkeit und Unabhängigkeit. Tun und lassen können, was immer man/frau will: Keine falsche Rücksichtnahme auf andere und die Freiheit, selbst über die Zeit zu bestimmen.

Allerdings fehlt der gegenseitige Austausch von Informationen, die Verknüpfung anderer Gedanken zu neuen Erkenntnissen, das gemeinsame Erleben und Lachen.

Soziale Vereinsamung

„... Rentnerin nach fünf Wochen tot in der Wohnung aufgefunden. Nachbarin aus der 9. Etage bemerkte beißenden Geruch ..."

„... Eltern schockiert. 17-jähriger warf sich vor den Städte-Express. In seinem Abschiedsbrief stand: ‚Keiner mochte mich, keiner half mir – ich war alleine.'"

Kennen Sie solche fürchterlichen Schlagzeilen, bei deren Lesen Sie kurz aus Ihrer täglichen Lethargie und Ihrem Gleichlauf gerissen werden? Können Sie sich vorstellen, welch bedrückende Schicksale sich hinter solchen und ähnlichen Zeitungsartikeln verstecken?

Städte wachsen, immer mehr Menschen verschwinden in der Anonymität eines städtischen Hochhauses.

Immer mehr Menschen – ob jung, ob alt – ziehen (teilweise un-)gewollt das Single-Dasein vor. Mit all seinen Vorteilen der uneingeschränkten Selbstbestimmung, fühlen sich viele dieser Menschen trotz sozialem Umfeld alleine. Auch in einer Familie, in einer Partnerschaft, entstehen Isolation und Einsamkeit.

Auf der anderen Seite suchen und benötigen Menschen andere Menschen, um glücklich zu werden. Eine gute Bekanntschaft wirkt positiv auf das Leben, eine gute freundschaftliche Beziehung kann wahre Wunder bewirken.

Deshalb suchen viele Menschen auf verschiedene Art Kontakt zu Mitmenschen. Manche glauben, Freunde durch Geld oder Geschenke zu gewinnen. Andere erkaufen sich Zuneigung. Wieder andere suchen über Kontaktbörsen oder Chats den Erfolg. Bringen diese Wege immer Erfolg?

Immer noch Single – oder schon wieder?

In der Millionenstadt Köln soll es angeblich ca. 30 Prozent Single-Haushalte geben. Nicht 30 Prozent Singles, sondern Haushalte, in denen jeweils nur eine Person lebt.

Davon sind auch nicht alle alleine, sondern sie leben getrennt oder aus Arbeitsgründen vorübergehend getrennt. Weiter bleibt eine große Anzahl an Menschen übrig, die keinen Partner finden oder den Partner verloren haben. Und dann gibt es noch Singles, die bewusst und gerne als Single leben wollen.

Viele unfreiwillig als Single lebende tun sich sehr schwer, einen Partner zu finden. Unzählige Partnervermittlungsstellen, Single-Kontaktanzeigen und Single-Börsen profitieren davon.

Offenbar wird es mit zunehmendem Alter immer schwieriger, einen passenden Partner zu finden. Liegt das an den steigenden Ansprüchen an den Anderen? Je älter wir werden, desto mehr Wissen und Erfahrung haben wir gesammelt.

Gleichzeitig wird der Single eingefahrener in seinen Denkmustern. Offensichtlich wird es immer schwieriger, die Verhaltensweise anderer objektiv zu betrachten und zu akzeptieren.

Also: Um einen neuen Partner zu gewinnen, am besten die eigenen Ansprüche zurückschrauben. Zeigen Sie Interesse an Ihrem Gegenüber, sodass Sie – hoffentlich – schnell Gemeinsamkeiten entdecken und ausbauen.

Aus Fremden werden Freunde

Liebe Leserin, lieber Leser, treffen sich zwei Unbekannte, lernen sie sich verständlicherweise als Fremde kennen.

Es benötigt eine gewisse Zeit, sich ,gegenseitig zu beschnuppern' um herauszufinden, was ,der andere für ein Typ ist'.

Lassen sich Gemeinsamkeiten finden, ist der Weg zu einer (guten) Bekanntschaft vorbereitet. Häufige Kommunikation, gegenseitiges Treffen, gemeinsame Unternehmungen überwinden die Stufen zu einer Freundschaft.

Da eine Freundschaft beidseitig erfolgt, sollte es beiden Beteiligten daran liegen, die noch zarte Freundschaft gut zu pflegen, aus- und aufzubauen.

Zwangsläufig werden Kompromisse eingegangen, um kleine Hindernisse oder querliegende Steinchen aus dem Weg zu räumen.

Im Laufe der Zeit werden gemeinsam gesteckten Ziele erreicht. Die Freundschaft wird bindender. Im Idealfall kooperieren beide miteinander.

Häufiges Lachen hilft, Schwierigkeiten gemeinsam zu überwinden. Eine lang anhaltende Freundschaft ist wahrscheinlich.

Guten Erfolg!

Nachbarn und Freunde

Nachbarschaftskrieg wegen zu unpassender Zeit bellender Hunde, im Nachbargarten wildernder Katzen, sperriger Kartons im Papiercontainer, zu hoch geratener Hecken oder wegen Lärms in der Mittagspause ...

Es ist wohl nicht immer so leicht, mit den lieben Nachbarn auszukommen. Noch dazu: In den meisten Fällen werden Sie sich Ihren Nachbarn nicht aussuchen können. Sie ziehen nebenan ein und da sind sie schon, die ,lieben' Nachbarn.

Schon in den ersten Stunden, ja sogar in den ersten Minuten kann die Weiche gestellt werden, ob Sie in den nächsten Jahren harmonisch mit Ihren Nachbarn nebeneinander leben werden.

Da Ihre Nachbarn schon vor Ihnen da waren, haben sich oft sogenannte ungeschriebene Regeln (zum Beispiel ob die Kellertür geöffnet oder geschlossen bleibt; wer welchen Parkplatz als ,seinen' bezeichnet und so weiter) entwickelt, die Sie nicht kennen können.

Gegen diese Ihnen unbekannten Regeln können Sie selbstverständlich leicht verstoßen, ohne dass Ihnen bewusst wurde, Regeln missachtet zu haben.

Menschen aus anderer Kultur können hier vor zusätzliche Herausforderungen gestellt werden. Sie kennen sich mit den üblichen Umgangsformen des Gastlandes noch nicht aus. Sie verhalten sich ungewollt so, dass es schon in den ersten Stunden an ihrem neuen Wohnort zu Missstimmungen kommen kann.

Nachvollziehbar, dass sich die Nachbarn dann ärgern. Einige Tipps, die helfen sollen eine gute Nachbarschaft aufzubauen: Schon bei der Wohnungsbesichtigung im Vorfeld, die Nachbarn freundlich grüßen.

Grüßen Sie am Tag des Einzugs freundlich jeden Nachbarn. Falls sich ein kleines Gespräch entwickelt, stellen Sie sich vor, weisen Sie darauf hin, dass umzugsbedingt

- leider Lärm entsteht
- die Eingangstür anhaltend offen steht
- der Aufzug länger blockiert ist
- und anderes

Einen oder zwei Tage nach dem Einzug können Sie sich bei Ihren Nachbarn vorstellen. Gegebenenfalls bringen Sie eine Süßigkeit oder einen kleinen Blumenstrauß mit.

Bitten Sie nachträglich um Entschuldigung wegen der durch den Umzug entstandenen Unannehmlichkeiten.

Wenn die bisherige Wohnung des neu Einziehenden nicht so weit entfernt liegt: Vorausdenkend Zuziehende stecken den neuen Nachbarn ein paar Tage vorher einen Zettel in den Briefkasten, mit der Info, wie er heißt und wann er einzieht.

Sind Sie der Nachbar, der schon länger hier wohnt und ein anderer zieht ein, können Sie den neuen Nachbarn natürlich auch herzlich begrüßen:

- „Auf eine gute Nachbarschaft."

Ihrem unmittelbaren Nachbarn, der neu einzieht, können Sie auch einige Kekse oder Süßigkeiten an die Wohnungstür stellen:

- „Zur Stärkung beim Umzug.‟

Auf eine gute Nachbarschaft!

Die gute Nachbarschaft

Nehmen Sie Rücksicht auf Ihre Nachbarn, indem Sie die Nachtruhe (22:00 Uhr bis 6:00 Uhr) einhalten. Berücksichtigen Sie die Sonn- und Feiertagsruhe.

Das heißt, dass an diesen Tagen verstärkte Lärmschutzregelungen gelten. Rasenmäher, Motorkettensägen, Heckenschere und vergleichbare Geräte dürfen dann nicht benutzt werden, Bauarbeiten sind verboten.

Aber auch in der restlichen Zeit können Sie Musik oder das Fernsehgerät so einstellen, dass sie in der Nachbarwohnung nicht mehr zu hören sind.

Zeigen Sie Toleranz für Ihre Mitbewohner, zum Beispiel dann, wenn Säuglinge oder Kleinkinder in Ihrer Nachbarschaft wohnen.

Der Neuzugezogene aus dem Ausland bringt seine eigenen Essgewohnheiten mit. Schnell verbreiten sich ungewohnte Gerüche im Treppenhaus. Der Geruch, der Ihnen möglicherweise das Wasser im Mund zusammenlaufen lässt, wird von anderen herablassend als ‚Gestank‘ bezeichnet.

Wie soll hier eine harmonische Stimmung entstehen?

Insgesamt etwas mehr Rücksicht aufeinander, und schon können Nachbarn friedlich nebeneinander und miteinander leben.

Suchen Sie zeitnah die erste Kontaktaufnahme mit ihren neuen Nachbarn. Zeigen Sie, wer Sie sind und scheuen sich nicht, Unklarheiten anzusprechen.

Wie in vielen anderen Fällen baut auch hier das Erkennen des ‚Menschen‘ hinter dem anonymen Namen einen persönlicher Bezug leichter auf. Er ist nicht nur ‚der neue Nachbar‘, sondern ‚Familie May‘.

Die Hochzeit

Für die beiden Brautleute ist die Hochzeit ein besonderer Tag im Leben. Erst die Trauung im Standesamt – später die Trauung in der Kirche. Begleiten wir ein Brautpaar bei einer prunkvollen Hochzeits-Zeremonie in der Kirche.

Einzug in die Kirche

Die angegebene Reihenfolge gilt für Zeremonien amerikanisch oder englisch geprägter Art.

- Bräutigam und Bräutigam-Mutter gehen zum Altar. Dabei geht der Bräutigam links der Bräutigam-Mutter.
- Bräutigam und Bräutigam-Mutter warten an der Seite des Altars. Sie blicken dabei in Richtung Kirchentür.
- Der Braut-Vater bringt die Braut zum Altar. Dabei geht der Braut-Vater links der Braut.
- Die Braut trägt häufig weiß. Ein weißes Brautkleid symbolisiert die Jungfräulichkeit (deshalb auch nur bei der ersten Hochzeit). Der Bräutigam darf das Brautkleid erst in der Kirche sehen.
- Aberglaube? Die Braut dreht sich auf dem Weg zum Altar nicht um. Das könnte Unglück bringen, zumindest für die Abergläubigen.
- Möglich ist auch, dass der Bräutigam und die Braut-Mutter, der Brautführer und die Brautjungfern folgen, danach Braut und Braut-Vater.
- Dem Braut-Vater und der Braut folgt der Bräutigam-Vater, begleitet von der Braut-Mutter. Der Bräutigam-Vater geht links neben der Braut-Mutter.
- Vor dem Altar übergibt der Braut-Vater dem Bräutigam die Braut. Die Braut bleibt verschleiert. Erst vor dem Altar entschleiert der Bräutigam die Braut. Die Mütter und Väter nehmen Platz.

Da das Brautpaar standesamtlich bereits verheiratet ist, geht in unserer Kultur die Braut an der rechten Seite des Bräutigams.

Ganz unproblematisch und modern ist es, wenn Braut und Bräutigam am Kirchenportal vom Pfarrer abgeholt werden und gemeinsam zum Altar schreiten.

Übrigens: Auf dem Standesamt wird das Brautkleid nicht getragen, es sei denn, dass standesamtliche und kirchliche Trauung unmittelbar hintereinander stattfinden.

Die Sitzordnung in der Kirche

Auch hier wird der Rang befolgt. Die erste Reihe rechts und links des Mittelgangs bleibt für die Eltern und Geschwister, sowie die Trauzeugen reserviert.

In der zweiten Reihe finden neben den Großeltern die Brautjungfern und die Blumenkinder Platz.

In den Reihen dahinter finden sich Verwandte und Freunde. Noch weiter hinten suchen sich Zuschauer und Fremde einen Sitzplatz aus.

Auszug aus der Kirche

Nach der Trauung führt der Bräutigam, der links neben der Braut geht, diese aus der Kirche. Ihnen folgen die Eltern beziehungsweise Schwiegereltern.

Beim Verlassen der Kirche wird manchmal Reis geworfen. Das gilt als Symbol für Fruchtbarkeit. Hinweis: Manchmal ist von Kirchenseite her das Werfen von Reis unerwünscht – denn: Wer räumt anschließend wieder auf?

Die Entführung der Braut

Manchmal wird während der Hochzeitsfeier die Braut entführt und muss anschließend durch den Bräutigam ausgelöst werden. Als Gast sollten Sie keine Perlen schenken, denn das bedeutet später Tränen. Das wollen Sie dem Brautpaar doch nicht antun?

Und am Ende der Feier: Der Bräutigam trägt die Braut über die Schwelle ins neue Heim.

Die Hochzeitsrede

Sollten Hochzeitsreden gehalten werden, wird gewartet, bis alle Gäste anwesend sind und am Tisch ihren Platz gefunden und eingenommen haben.

Die erste Rede steht dem Brautvater zu. Weitere Reden können in entsprechendem Abstand gehalten werden. Dabei soll eine Rede höchstens drei bis fünf Minuten Zeit in Anspruch nehmen. Reihenfolge möglicher Hochzeitsredner:

1. Brautvater
2. Bräutigam-Vater
3. Trauzeugen
4. andere Gäste

Die Reden zeigen eine gewisse Struktur. Zum Beispiel beginnend mit der Vergangenheit über die Gegenwart zur Zukunft. Der Redner bevorzugt die direkte Anrede der Angesprochenen: „Du, liebe Monika ...". Dabei nennt er die Braut zuerst.

Gerne werden kleine Anekdoten aus dem Leben des Brautpaares erzählt, gewürzt mit einem passenden Zitat. Bauen Sie die Rede emotional auf, sodass Ihre Zuhörer etwas zum Schmunzeln haben.

Und vergessen Sie nicht, sich auf den Anlass, nämlich auf die gerade stattgefundene Vermählung zu beziehen.

Das Hochzeitsmahl

Je näher ein Gast beim Brautpaar sitzt, desto höher ist sein Rang, desto höher die Ehre.

Nahe beim Brautpaar sitzen neben Geschwistern und Großeltern die Paten, der Pfarrer, Trauzeugen, Brautjungfern und Brautführer.

Das Brautpaar sitzt direkt nebeneinander, die Eltern in der Regel auch. Die anderen Paare können ‚diagonal‘ gesetzt werden, also räumlich getrennt, um den kommunikativen Austausch der Gäste untereinander zu fördern.

Gegenseitige Hilfestellung – in den eigenen vier Wänden

Wer eine Partnerin oder einen Partner hat, darf sich glücklich schätzen. Nutzen Sie die gemeinsame Zeit und profitieren Sie von der Freundschaft. Aus der Freundschaft kann eine Partnerschaft werden.

Auch mit Partnerin oder Partner darf höflich und aufmerksam umgegangen werden.

- ‚Bitte' und ‚danke' erleichtern das Zusammenleben im Alltag. Höflich und zuvorkommend können auch Partner zueinander sein.
- Jeder ist gleich viel wert und leistet gleich viel für die Partnerschaft.
- Ehrlichkeit, Offenheit und Vertrauen sind Basiselemente für ein glückliches Zusammenleben.
- Nicht das Einkommen beeinflusst die Meinungsbildung. Demokratisches gleichberechtigtes Vorgehen ist angesagt.
- Auch zu Hause schadet eine gewisse Kleiderordnung und Intimpflege nicht.
- Respektvoller Umgang, Fairness bei Zwistigkeiten und Zusammenhalten bei Schwierigkeiten mit Dritten festigt die Partnerschaft.
- Dem/der Partner/in zeigen, dass Sie ihn/sie lieben.
- Absprachen und Versprechen untereinander sind absolut einzuhalten.
- Einen Bereich der Privatsphäre gewähren.
- Die Intimsphäre wird geachtet.
- Wird vom anderen etwas (an-)genommen, wird vorher gefragt.
- ‚Spionieren' am Smartphone des Partners gilt als tabu.

Vergessen Sie bei allen möglichen Zwistigkeiten nicht, dass es einen Grund gibt beziehungsweise gab, weshalb Sie Ihren Partner lieben beziehungsweise liebten.

Seien Sie froh, dass Sie sich haben! Kaum ein Mensch kann sich als absolut fehlerfrei bezeichnen. Wohl jeder hat hier und da eine kleine Macke.

Dem einen gefällt es nicht, wenn die Zahnpastatube nicht vom Ende her ausgedrückt wird. Dem anderen missfällt, wenn die Schuhe nicht gleich an der Wohnungstür ausgezogen werden.

Bevor Sie deswegen einen Streit vom Zaun brechen, überlegen Sie, ob das, was Ihnen missfällt, wirklich so tragisch und störend ist. Falls ja, sprechen Sie Ihren Partner in oben geschilderter Form an. Vielleicht war ihm/ihr einfach die Handlungsweise nicht bewusst – und schon ist das ‚Steinchen des Anstoßes' ausgeräumt.

Der klassische Streit

Sollte es doch einmal zu einem klassischen Streit kommen …

„Die Füße auf den Tisch, die Flasche Bier an den Hals, die Glotze läuft sowieso schon." Ist das das klassische Bild des Partners (nach der Arbeit) zu Hause?

Entwickelt sich die Partnerschaft in dieser Richtung und einer der Partner ist mit dieser Art des Lebens nicht einverstanden, ist es an der Zeit, über die Art des Zusammenlebens zu reden.

„Du blöde Kuh – du blöder Esel!"

Um Streitigkeiten vorzubeugen, eignet sich eine ruhige stressfreie Gelegenheit, um miteinander zu reden. Vermeiden Sie (auch ungewollte) Schuldzuweisungen, die eine harmonische Lösungsfindung eher blockieren.

- Geben Sie dem Partner eine ehrliche Rückmeldung. Äußern Sie Ihre Wahrnehmungen ,Ich-bezogen'. „Ich habe gehört ..." „Ich fühle mich ..."
- Vermeiden Sie unerwünschte Ratschläge: „Ich an Deiner Stelle würde ..."

Sie können offen reden, ohne Ihren Partner zu beleidigen. In der Regel geht es um das Verhaltensmuster des Betroffenen und nicht um den Menschen als solchen.

Auch nach großen Streitigkeiten eigene Fehler eingestehen und Unzulänglichkeiten des Partners akzeptieren. Das weitere harmonische Zusammensein steht im Vordergrund.

Jeder Mensch begeht Fehler oder irrt sich in seinen Ansichten. Bekanntlich ist irren menschlich. Zeigen Sie, dass sie ,nur' ein Mensch sind, der sich vertun kann.

Der Müll muss raus!

Was auch immer Sie und Ihr Partner arbeiten, ob Sie Hausfrau oder Hausmann, Arbeit suchend oder beschäftigt sind; in einer echten Partnerschaft akzeptieren beide die Tätigkeit des Anderen.

Die Leistungen werden nicht gegeneinander aufgerechnet: „Ich habe das Geschirr gespült – also musst du nun im Wohnzimmer staubsaugen."

Helfen Sie einander unaufgefordert – oder bieten Sie zumindest die (ehrlich gemeinte) Hilfe an. Erleichtern Sie einander die Arbeit und damit das Leben. Grundsätzlich gibt es kein Verbot, nach einer gemeinsamen Mahlzeit den Tisch abzuräumen.

Akzeptieren Sie auch, wenn Ihr Partner sich für eine Weile zurückziehen will und nach der Hausarbeit ein Nickerchen auf dem Sofa bevorzugt.

Sie kommen von der Arbeit nach Hause, schnicken Ihre Schuhe in die Ecke, werfen die Jacke aufs Bett und setzen sich mit schmutziger Arbeitskleidung oder feinstem Business-Outfit aufs Sofa?

Ihr Partner rennt hinter Ihnen her und fordert Sie auf, die Arbeitskleidung gegen bequeme Hauskleidung zu wechseln? Und das vielleicht schon seit Jahren? Hier können Sie durch entsprechendes Verhalten die Stimmung verbessern.

Also: Rücksichtnahme aufeinander ist angesagt.

Die ,liebe' Schwiegermutter

Die ,lieben' Schwiegereltern verhalten sich so:

- Beim Besuch drängen sie sich nicht auf.
- Sie mischen sich – ohne gefragt zu werden – nicht in Zwistigkeiten der Partner ein.
- Sie akzeptieren die Lebensgewohnheiten der Partner.
- Sie halten sich mit Empfehlungen zur Wohnungseinrichtung dezent zurück.
- Sie können natürlich Hilfe anbieten und wenn diese gewünscht ist, auch leisten.

Der Klapperstorch beißt zu

Erst eins, dann zwei… der Klapperstorch hat gute Arbeit geleistet.

Schwerpunkte im Zusammenleben verschieben sich. Manche Bedürfnisse anderer erhalten eine weniger wichtige Priorität.

Eigene oder adoptierte Kinder, besonders dann, wenn diese aus einer anderen Kultur stammen, stellen sicherlich eine neue Herausforderung dar.

Die eigenen Bedürfnisse werden noch mehr zurückgeschraubt. Die Rücksichtnahme der Partner aufeinander sollte noch sensibler sein, um aus kleineren ‚Haarrissen' in der Partnerschaft keine unüberwindbaren Abgründe werden zu lassen.

„Gib der Oma das richtige Händchen!"

Schon in früher Kindheit werden die ersten Weichen gestellt, um aus dem unbedarften Kind einen selbstbewussten höflichen Jugendlichen werden zu lassen.

Kinder sind in der Regel neugierig und ahmen das Verhalten Erwachsener nach. Was liegt näher, als dem Kind Höflichkeit und korrekten Umgang miteinander vorzuleben?

Klar, dass Grenzen aufgezeigt werden müssen. Nur – wer lebt gern mit ständigen Verboten?

- „Das darfst du nicht …"
- „Du musst …"

Besser: „Bitte verhalte dich so und so …"

Da die extreme antiautoritäre Erziehung gerne in Frage gestellt wird, scheint der klassische Mittelweg eine gute Lösung zu sein.

Besuchen Sie mit Ihrem Kind andere Familien, akzeptieren Sie die dort üblichen Verhaltensmuster. Vermitteln Sie diese auch Ihrem Kind. Unabhängig der Erziehung Ihres Kindes heißt das nicht, dass Sie diesen Erziehungsstil Ihren Gastgebern aufdrücken müssen.

Erziehen Sie Ihr Kind zum rücksichtsvollen Menschen, wird es für seine eigene Zukunft gut gewappnet sein.

Familienfremde Kulturen stehen manchmal vor der Überlegung, in welcher Sprache sie mit ihrem Kind sprechen sollen.

Die Wissenschaftler sind sich nicht ganz einig.

Überlegen Sie, ob es den Kindern einen Vorteil bringen kann, bilingual aufgezogen zu werden.

Für die Eltern mag das als zusätzlicher Aufwand gesehen werden. Erfolgt die Umsetzung konsequent, spricht das Kind später zwei Sprachen perfekt. Glückwunsch.

Die Scheidung

Manche warten gar nicht zu lange, bis der Tod zuvorkommt. Angeblich wird weit über jede dritte Ehe in Deutschland geschieden.

Im Jahr 2003 wurden laut Statistik etwa 214.000 Ehen in Deutschland geschieden, hingegen ca. 382.000 neu geschlossen.

Im Jahre 2008 standen knapp 192.000 Scheidungen etwa 377.000 Eheschließungen gegenüber! Im Jahr 2017 war das Verhältnis 153.500 zu 407.500. Das sieht doch Erfolg versprechend aus!

Welche Gründe auch immer vorliegen mögen: Die Scheidung ist ein Wendepunkt in Ihrem Leben.

Manche blühen nach einer Scheidung regelrecht auf, andere werden todunglücklich. Manche treffen sich nach der Scheidung wieder und werden gute Freunde; andere werden zu Todfeinden.

Bedenken Sie immer, dass Sie den Menschen, von dem Sie geschieden wurden, auch einmal liebten. Sicherlich hatte er/sie gute Seiten. Denken Sie an die angenehmen Zeiten zurück.

Scheidung bedeutet nicht, dass Sie sich bekriegen müssen. Das kostet erstens viel Nerven und zweitens meist auch viel Geld. Die Anwälte können uns Geschichten erzählen …

Gehen Sie fair mit Ihrem zukünftigen Expartner um. Nutzen Sie die gesparte Energie für einen neuen Start.

Teil 3 – Diskriminierung, Werte, Respekt

Zwischenmenschliches – Andere wertschätzen

Respekt zollen

Auch wenn alle einer Meinung sind, können alle Unrecht haben.
Bertrand Russell, brit. Philosoph und Mathematiker
(1872 - 1970)

Der Wert eines Menschen

Welchen Wert hat ein Mensch? 1.000 Euro? 100.000 Euro? 1 Million? Oder noch viel mehr? Ist ein Mensch auf dem amerikanischen Kontinent wertvoller als ein Mensch auf dem afrikanischen?

Wer ist wertvoller: der junge Mensch oder der alte Mensch? Oder vielleicht derjenige, der in seinem Leben mehr geleistet hat als der andere? Oder der, der bekannter ist?

Die Frage, welchen materiellen Wert ein Mensch besitzt, ist sehr wahrscheinlich überhaupt nicht sinnvoll zu beantworten.

Wer mit offenen Augen durch das Leben schreitet wird allerdings sehen, dass ein Mensch, je nachdem in welcher beruflichen Sparte und auf welcher hierarchischen Ebene er tätig ist, einen unterschiedlichen Stellenwert im sozialen Leben erreichen kann.

Mit Stars, Vorständen, Staats-Repräsentanten wird deutlich anders umgegangen als mit demjenigen, der die Straße sauber hält.

Das zeigt sich durch die Bezahlung, aber auch durch den tatsächlichen Umgang mit der Person, nämlich durch die Höflichkeit mit der ihm begegnet wird.

Es ließe sich so annehmen, dass derjenige, der es ‚zu mehr gebracht hat' einen besseren Stellenwert erzielt hat als derjenige, der mit leeren Händen kommt.

Wenn wir es genau nehmen, müssen wir sagen, dass jeder Mensch, egal was er getan hat (oder nicht tut), egal woher er kommt, wie er aussieht, wie er sich verhält, wie alt er ist usw. denselben Stellenwert einnimmt.

Es liegt also an jedem selbst, sein soziales Umfeld gleichartig zu wertschätzen. Nur, weil einer nicht die Chance hatte, in eine abgesicherte Familie eingeboren zu werden, hat er denselben Respekt verdient wie alle anderen auch.

Oft werden Menschen aus einer anderen Kultur kritisch beäugt. Fremdes schafft oft Unsicherheit. Das, was nicht den eigenen Wertvorstellungen entspricht, wird sehr schnell verurteilt beziehungsweise negativ gewertet. Und zwar nicht nur die Verhaltensmuster, sondern direkt der betroffene Mensch mit.

Hat jemand einen langen Weg nach Europa zurückgelegt und will sich hier nun sozial integrieren, sollte er alle Möglichkeiten bekommen, damit ihm das gelingt. Andererseits muss er die Bereitschaft mitbringen, die Lebensweisen, auf die er jetzt trifft, nach bestem Vermögen zu akzeptieren und tolerieren.

Gegenseitige Wertschätzung ist der erste Schritt zum sozialen positiven Miteinander.

Gesellschaftliche Normen

Die Mehrheit einer Gesellschaft gibt durch bewusste Entscheidungen oder durch eine gesellschaftliche Entwicklung vor, welchem Standard ein Mensch dieser Gesellschaft zu entsprechen hat.

Verhält sich (nach Meinung der Mehrheit) der Mensch als Individuum nicht normgerecht oder sieht er anders aus, denkt oder fühlt er ‚unüblich', riskiert er, als Minderheit, als gesellschaftliche Minderheit, angesehen zu werden.

Soziale Diskriminierung

Er riskiert dann – in der Regel ungewollt – eine soziale Diskriminierung. So kann unterschieden werden in folgende Kategorien:

Unmittelbare Benachteiligung

Eine unmittelbare Benachteiligung liegt vor, wenn eine Person eine weniger günstige Behandlung als eine andere in einer vergleichbaren Situation erfährt, erfahren hat oder erfahren würde.

Mittelbare Benachteiligung

Die mittelbare Benachteiligung liegt vor, wenn sich dem Anschein nach neutrale Vorschriften, Kriterien oder Verfahren auf eine bestimmte Personengruppe benachteiligend auswirken könnten.

Belästigung

Von Belästigung wird gesprochen, wenn die Würde der Person verletzt wird und ein Umfeld geschaffen wird, das gezeichnet ist durch Einschüchterung, Anfeindung, Erniedrigung, Entwürdigung oder Beleidigung.

Sexuelle Belästigung

Eine Steigerung zur Belästigung ist die sexuelle Belästigung.

Sie liegt vor, wenn die Würde der Person verletzt wird, insbesondere ein Umfeld geschaffen wird, das sich auszeichnet durch Einschüchterung, Anfeindung, Erniedrigung, Entwürdigung oder Beleidigung in Bezug darauf, dass einseitig unerwünschte sexuelle Handlungen und Aufforderungen erfolgen, zu denen sexuell bestimmte Berührungen, Bemerkungen, sowie Zeigen und sichtbares Anbringen pornografischer Darstellungen zählen.

Anweisung zur Benachteiligung

Hier wird mithilfe einer weiteren Person benachteiligt. Es erfolgt eine Anweisung zur Benachteiligung.

Sie liegt dann vor, wenn eine dritte Person angewiesen wird, sich so zu verhalten, dass eine Person nach den oben aufgeführten Gründen benachteiligt wird.

Intoleranz

Um es ganz klar zu machen: Es werden keine Diskriminierungen geduldet. Jeder ist dazu aufgerufen, nicht zu diskriminieren. Wenn Sie merken, dass eine Diskriminierung vorliegt, gehen Sie dagegen vor! Direkte und offene Diskriminierungen sind sofort erkennbar und werden von der Mehrheit der Menschen (alleine schon wegen der Erkennbarkeit) abgelehnt.

Diese Art der Diskriminierung äußert sich in Form von Mobbing, Schmähungen, Ausgrenzungen oder gar körperlicher oder seelischer Gewalt. Sie zeigt deutlich Vorurteile oder Intoleranz und findet kaum die Zustimmung der Masse.

Kritischer wird es bei versteckten beziehungsweise indirekten Diskriminierungen, da diese Diskriminierungs-Formen, wie es der Name bereits ausdrückt, nicht sofort erkannt werden beziehungsweise erkannt werden müssen.

Verdeckte Diskriminierung

Neben einer offenen Diskriminierung gibt es auch noch die verdeckte Diskriminierung. Beschreibungen sind heute meist geschlechtsneutral formuliert. Allerdings sind in der Realität manchmal trotzdem geschlechtsspezifische Unterschiede wirksam. Durch die geschlechtsneutrale Formulierung wird dann eine Diskriminierung erzeugt, also eine tatsächliche Benachteiligung von Frauen oder von Männern.

Eine verdeckte Diskriminierung liegt auch dann vor, wenn eine Regelung oder Gesetzesvorlage zwar formal auf In- und Ausländer gleichermaßen anwendbar ist, die tatsächlich faktischen Auswirkungen aber überwiegend aufgrund der Staatsangehörigkeit eintreten. Wer Intoleranz als Lebenseinstellung wählt, spricht bestimmten Gruppen die Menschenwürde ab. (Quelle: Information zur politischen Bildung Nr. 297/2007)

Stereotypen

Das Überstülpen eigener Meinungen auf alle anderen erzeugt Neid und Konflikte, die locker vermieden werden könnten.

Wird nicht ein Einzelner, sondern eine ganze Gruppe oder gar Bevölkerungsgruppe in ,eine Schublade gesteckt', wird von Stereotypen-Denken gesprochen. Es finden sich Aussagen wie:

- Alle Schweden haben blonde Haare.
- Alle Franzosen lieben Rotwein.
- Alle Japaner essen rohen Fisch.

Das Stereotypen-Denken hilft, Menschen zuzuordnen beziehungsweise einzuordnen.

Es mag wichtig sein zu wissen, dass Franzosen Rotwein trinken. Denn es hilft, über die Gewohnheiten der Menschen Neues zu erfahren und zu lernen. Das Allgemeinwissen baut sich aus. Wird über Rotwein gesprochen, kommen früher oder später auch die Franzosen ins Spiel.

Die Gefahr des Stereotypen-Denkens besteht durch die fälschliche Annahme, dass nicht nur ein Franzose Rotwein trinkt, sondern viele. Noch kritischer wird es, wenn Ihr Gesprächspartner behauptet, dass alle Franzosen Rotwein trinken.

Und das stimmt nicht. Sie kennen folgende Behauptungen:

- Alle X stehlen Autos.
- Alle X betreiben Menschenhandel.
- Alle X produzieren Rauschgift.

Durchbrechen Sie diese Verallgemeinerungen. Fragen Sie nach: „Wirklich alle Schweden?" „Na ja, viele Schweden", mag die Antwort sein. Dann hört sich die Sache schon ganz anders an; denn auch bei den Italienern, US-Amerikanern und Briten gibt es blondhaarige Bürger/innen.

Stereotypen in Witzen

Mal sind es die Blondinen

- Fragt eine Blondine die andere: „Was meinst du, was ist weiter entfernt von uns – New York oder der Mond?" Sagt die andere: „Hallo? – Kannst Du von hier aus etwa New York sehen?",

dann die Ostfriesen

- Ein Ostfriese erzählt seinem Nachbarn: „Ich habe jetzt ein Zahlenschloss an meinen Kuhstall anbringen lassen. Alle Ziffern sind Fünfen, aber ich sage nicht, in welcher Reihenfolge."

Mal die Österreicher

- Geht ein Österreicher auf dem Gehweg lang und sieht in 10 Metern Entfernung eine Bananenschale liegen. Was denkt er? „Oh – verdammt, jetzt fliege ich schon wieder auf die Schnauze."

In der Schweiz bekommt jeder Kanton sein Fett weg. Zum Beispiel:

- Die Aargauer sollen nicht Autofahren können.
- So gelten die Appenzeller als klein „... brauchen Leitern, um Erdbeeren pflücken zu können ..."
- Durch die angebliche Langsamkeit der Berner kann es sein, dass diese erst einige Stunden später die Pointe eines Witzes erkennen und dann lachen. Besucht einer einen Berner im Krankenhaus. Dieser ist völlig in Gips. Da fragt der Besucher: „Sage mal, was hast Du denn gemacht?" Antwort: „Ich bin auf einer Schnecke ausgerutscht." – „Ja wie hast Du denn das gemacht?" – „Wenn das hinterhältige Biest von hinten kommt!"

Das klingt zwar oft lustig, mag aber dem einen oder anderen Betroffenen doch einen kleinen Stich ins Herz versetzen. Denn Vorurteile, die der Einzelne in sich trägt, steigern die Gefahr von Diskriminierung deutlich. Das hängt unter anderen Einflüssen ebenso ab wie von/vom:

- Familiärer Sozialisation
- Zugehörigkeit zu einer Clique oder ‚Gang'
- Zugehörigkeit zu einem bestimmten Studienzweig
- Bildungsgrad
- Geschlecht
- Nationalstolz
- Alter
- Reife beziehungsweise ‚Un-Reife'
- Netzwerk mit anderen Menschen
- Kontakten mit Ausländern
- Geburtsort
- Sprachkenntnissen

Gerechtigkeit, Gleichheit, Neid, Erniedrigung

„Lass uns gerecht teilen. Du bekommst die größere Hälfte", sagt die Ehefrau, als sie das letzte Tortenstück in zwei Stücke schneidet. Abgesehen davon, dass es mathematisch betrachtet immer nur zwei gleich große Hälften geben kann, ist das kulinarisch betrachtet etwas weniger pingelig zu sehen.

Ist es aber nicht so, dass der Mensch lieber das Bessere, Größere, Schönere besitzen will? Kommt nicht etwas Neid auf, wenn die Kirschen in Nachbars Garten leckerer aussehen? Ist es nicht so, dass sich die Menschenschlange an der Nachbarkasse im Supermarkt schneller abbaut? Ist es nicht ungerecht, dass mancher Faulenzer reich erbt und dann noch fauler wird? Wo bleibt die Gerechtigkeit?

Hatten Sie schon einmal das Gefühl, ungerecht behandelt worden zu sein? Untersuchungen haben belegt, dass Beschäftigte ein niedrigeres Einkommen einem höheren vorziehen, wenn sie der Meinung sind, gerecht behandelt zu werden. Das ist interessant, widerlegt es doch die Überlegung, dass das Geld die Priorität besitzt.

Offensichtlich sind ein angenehmes Betriebsklima und das damit verbundene Gefühl, gerecht behandelt zu werden, weitaus wichtiger. Fühlt sich ein Mensch auf die Dauer ungerecht behandelt, wird sein Unmut steigen. Demotivation wird um sich greifen, Verbitterung stellt sich ein. Gegebenenfalls wird sogar ein Arbeitsplatzwechsel in Betracht gezogen.

Haben viele Menschen das Gefühl ungerecht behandelt zu werden, wird die Gesellschaft auf Dauer instabil werden. Daraus folgend muss die Wirtschaftspolitik ständig danach streben, für möglichst viele Menschen Gerechtigkeit zu erreichen. Das heißt konsequenterweise, dass niemand schlechter behandelt werden darf als ein anderer. Deshalb ist es nachvollziehbar, dass zum Beispiel die Förderung wirtschaftlich schwacher Regionen dazu beiträgt, das Gefühl der Gleichbehandlung zu erzielen. Die betreffenden Menschen in dieser Region fühlen sich nun gerecht behandelt. Also: Gönnen Sie Ihrem Nachbarn seine Kirschen, auch wenn es schwerfällt. Seien Sie mit dem zufrieden, was Sie haben!

Körperliche und seelische Gewalt

Wird Menschen Gewalt angetan, dann ist ein Extremfall der Diskriminierung erreicht. Neben der psychischen (seelischen/geistigen) Gewalt, die sich zum Beispiel durch offene Beschimpfungen, Beleidigungen, Bevormundungen, Herabsetzungen, Liebesentzug, Zurücksetzung, Demütigungen und Isolation zeigt, ist die physische (körperliche) Gewalt, zum Beispiel durch Prügel, Schläge mit Gegenständen, Würgen, Verbrennen, Verbrühen, Kneifen, Treten und anderes nicht zu unterschätzen.

So fallen häufig Menschen mit Migrationshintergrund (gemeint ist jeder längerfristige Wohnsitzwechsel im geographischen und sozialen Raum) leicht zum Opfer. Gehemmt durch Sprache, durch Erziehung oder auch durch Angst haben viele der Betroffenen erhebliche Schwierigkeiten, sich zu schützen. Jeder, der solche Situationen beobachtet, kann zumindest – vorsichtig – Tipps geben, wo Hilfe oder Schutz geboten werden kann. Jeder, der seine Augen vor beobachteter Gewaltanwendung verschließt, bereitet gewaltorientierten Menschen den Boden für weitere Übergriffe. Stellen Sie sich gegen Gewalt.

Mobbing, Bossing, Bullying

‚Mob' steht für Pöbel, ‚mobbish' für pöbelhaft. Wenn der Begriff Mobbing verwendet wird, bedeutet dies Anpöbeln oder Runtermachen.

Tatsächlich werden unter Mobbing böswillige Handlungen über einen längeren Zeitraum verstanden, die kein anderes Ziel haben, als einen anderen Menschen fertig zu machen.

Gemobbt werden kann von einer einzelnen Person an einer anderen. Aber auch komplette Gruppen können mobben (zum Beispiel eine Abteilung oder eine Schulklasse). Die böswillige Absicht wird unterstellt.

Mobbing treffen wir in vielen Lebensbereichen. Angefangen von der Schule, am Arbeits- oder Ausbildungsplatz, im Verein, im Gefängnis aber auch im Altersheim.

Cyber-Mobbing

Seit mehreren Jahren tritt Mobbing verstärkt auch im Internet auf, was dann als Cyber-Mobbing (Internet-Mobbing) bezeichnet wird.

Das Mobbing erfolgt im virtuellen Bereich. Mithilfe der vielfältigen sozialen Netzwerke tauscht sich die Online-Community Milliarden mal pro Tag aus.

Viele der geschriebenen Beiträge erfolgen aus der Anonymität. Das scheint einige dazu zu beflügeln, andere Nutzer zu beschimpfen, zu beleidigen oder zu bedrohen.

Im Gegensatz zum klassischen Mobbing verbreiten sich die schriftlichen Bosheiten rasend schnell in der Community. Das, was einmal geschrieben ist, verschwindet aus dem Netz nicht wieder. Den Gemobbten verfolgt diese Vorgehensweise ein Leben lang.

Zahlreiche Beispiele zeigen, wie häufig dank des Cyber-Mobbings Menschen verunglimpft werden und in welche hilflose Situation die gemobbt geraten. Einige sehen einen Ausweg nur im Selbstmord. Fürchterlich.

Cyber-Bullying

Durch neue Techniken entwickeln sich neue Möglichkeiten. So entstand das Cyber-Bullying, in dem die Täter Smartphone oder Internet einsetzen.

So werden zum Beispiel die Opfer bei Übergriffen oder in privater Atmosphäre (wie in Toiletten-Räumen) gefilmt. Anschließend wird das Material an andere versendet oder gar im Internet für jedermann zugänglich gemacht. Das Opfer wird zusätzlich durch das Öffentlichmachen gedemütigt.

Cyber-Stalking

Nahe beim Cyber-Bullying ist das Cyber-Stalking zu finden. Hier wird nicht nur jemand per technischer Hilfsmittel bedroht, sondern regelrecht verfolgt. Jemand der stalkt, verfolgt einen anderen. Häufig besteht der Grund in verschmähter Liebe oder Zuneigung. ‚To stalk' heißt ‚jagen', ‚verfolgen'.

Der Täter versucht das Opfer häufig zu kontaktieren durch Telefonanrufe, SMS, E-Mails, und Nachrichten auf allen möglichen sozialen Netzwerken. Anfangs wird der Gemobbte noch mit Liebesbekundungen aller Art umwoben. Wird die Liebesbekundung nicht erwidert, führt in einigen Fällen das Stalking tatsächlich zu kriminellen Vorgehensweisen.

Bossing – Schikane von ‚oben' nach ‚unten'

Erfolgt das Mobbing von oben nach unten, also vom Chef zum Beschäftigten, wird von Bossing gesprochen. Gemeint ist eine systematische Schikane durch Vorgesetzte, also Mobbing durch Vorgesetzte. Die böswillige Absicht wird auch hier unterstellt.

Der Chef kritisiert ständig, gibt nicht zu bewältigende Aufgaben vor – oder umgekehrt – setzt den Betroffenen in ein leeres Zimmer und gibt überhaupt keine Anweisung mehr. Im letzten Fall muss der Gemobbte trotzdem zur ‚Arbeit' erscheinen, da ein Nichterscheinen ein Grund zur Abmahnung oder später sogar zur Kündigung sein kann.

Staffing – Schikane von ‚unten' nach ‚oben'

Und tatsächlich gibt es noch das Mobbing von unten nach oben. Das bedeutet, dass die Mitarbeiter ihren Vorgesetzten schikanieren. Der Begriff hierfür lautet Staffing. ‚Staff' steht für ‚Belegschaft'.

Bullying – Einsatz von körperlicher Gewalt

Als wäre das nicht genug, ist eine weitere Kategorisierung möglich. Das sogenannte Bullying (‚bully' aus dem Englischen: ‚brutaler Kerl', ‚Rüpel', ‚Rabauke', ‚Schläger', ‚Tyrann').

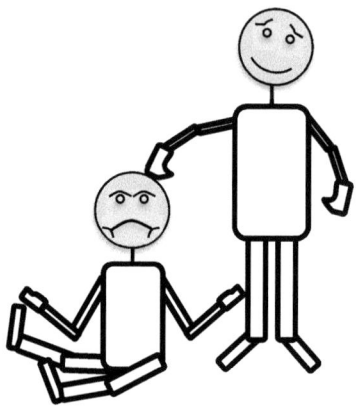

Bullying steht für bedrohliches Einschüchtern, aggressives Tyrannisieren, was häufig unter Einsatz von Gewalt mit dem Ziel geschieht, das Opfer zu zerstören.

Hierzu zählen neben Hänseleien, Bedrohungen und Erpressungen auch üble Nachrede, Verleumdung oder systematisches Ignorieren. Das Bullying wird oft so durchgeführt, dass Dritte es nicht mitbekommen.

Der Begriff Bullying wird häufig für das Mobbing auf dem Schulhof eingesetzt. In englischsprachigen Ländern wird der Begriff Bulliying dem des Mobbings gleichgesetzt.

Einsatz von körperlicher Gewalt

Bei Mobbing, Bossing, Bullying (MBB) und den anderen Formen handelt es sich um Verhaltensweisen von Personen mit Charakterdefiziten, die in allen Bereichen des gesellschaftlichen Lebens ihr Unwesen treiben wie zum Beispiel: Politik, Kirche, Verwaltung, Unternehmen, Schule und Ausbildung, Verein, sogar in der Familie.

Auch ist es möglich, dass die soziale Kompetenz des Täters relativ hoch ist, er sich aber nicht in die Gedankenwelt der Opfer versetzen kann oder will. Es fehlt hier die Empathie – die Einfühlungskraft. Täter wie Opfer können aus allen Schichten kommen.

Allerdings sind es meist Schwächere, Minderheiten, Menschen mit körperlicher Behinderung und andere, denen dadurch oft großer seelischer und gesundheitlicher Schaden zugefügt wird.

Zur Illustration hier einige Beispiele aus der schier unbegrenzten MBB-Liste:

- Soziale Ausgrenzung
- Destruktive Kritik
- Vorenthalten wichtiger Informationen
- Herabwürdigen der Privatsphäre
- Intrigen
- Herabsetzende Gerüchte
- Beschädigung des Ansehens der Person
- Herabsetzung der Arbeitsleistung

- Nichtbeachtung
- Gesundheitsgefährdender Zeitdruck
- Angriffe gegen das Selbstwertgefühl
- Verleumdung
- Üble Nachrede
- Veröffentlichen von privaten Fotos oder Videos
- Bedrohung des Beschäftigungsverhältnisses

Jeder, der sich am Mobbing, Bossing, Bullying usw. beteiligt, macht sich schuldig!

Auch jene, die diese Verhaltensmuster stillschweigend beobachten, also nicht eingreifen, sind gleichermaßen von Schuld nicht freizusprechen. Es gibt genügend Möglichkeiten, dem Gemobbten aktiv oder passiv zu helfen. Wegschauen gehört nicht dazu!

Bilden sich die oben erwähnten Gruppen, fühlt sich der Einzelne sicherer und stärker. Mobbt einer aus der Gruppe, steigt die Wahrscheinlichkeit extrem, dass die anderen aus der Gruppe in Mobben einfallen.

Für den Gemobbten eine grausame Situation, steht er nun allein einer starken Gruppe gegenüber. Sammeln sich Zugereiste in Gruppen, kann das Bild nach außen für andere bedrohlich wirken. Kein Wunder, dass die Bevölkerung schnell in das Stereotypendenken verfällt. Ab sofort sind alle Fremde, dieselbe Herkunft haben, als Aggressoren. Der Fremde wie der Einheimische sind dazu aufgerufen, sich nicht in diese gefährliche Denkfalle zu begeben.

Gegen Mobbing wehren

Was können Sie als Betroffene/r, also als Gemobbte/r tun? Vor allen Dingen: Nicht die Augen verschließen! Jeden Tag, den Sie ungenutzt verstreichen lassen, verstärkt das Mobbing gegen Sie. Wegducken hilft nicht – auch „es wird schon wieder werden" hilft hier nicht. Werden Sie sofort aktiv! Führen Sie zum späteren Nachweis ein Mobbing-Tagebuch. Wer hat was wann unternommen? Suchen Sie Hilfe bei Vorgesetzten oder Vertrauenspersonen.

Selbstbewusstsein

Für Menschen mit starkem Selbstbewusstsein, mit Blick aufs Neue und Andersartige, mit Einblick in die Denkweise fremdländischer Kulturen, mit gefestigten (im Sinne von gesicherten) Lebensverhältnissen und mit einem großen Bekanntenkreis – aber unabhängig ihres sozialen Status' und der finanziellen Verhältnisse, wird es sicherlich ein Leichtes sein, Diskriminierungen zu vermeiden.

Das heißt, dass der Ausbau des Selbstbewusstseins helfen könnte, der Diskriminierung entsprechend zu begegnen. Die Problematik ist, dass sich eine große Anzahl von Menschen als nicht selbstbewusst empfindet. Oder angibt, dass ihr Selbstbewusstsein nicht stark ausgeprägt ist. Vielleicht ließe sich hier der Hebel ansetzen, um Diskriminierung vorzubeugen?

Diskriminierende Sprache

Ihnen ist bestimmt auch schon einmal aufgefallen, dass tierische Kosenamen anfangs einer (intimen) Beziehung eher auf kleine Tiere hinweisen: „Mein Mäuschen, liebes Häschen, hallo Spatzilein, mein Täubchen." Oder sogar nur auf Tierteile: „Rattenschwänzchen", „Mauseöhrchen".

Aber nach ein paar Jahren wurden die Beziehungen, wie auch die Bezeichnungen, erwachsen: „Blöder Esel, dumme Kuh, Affe, doofe Ziege, Hornochse usw." Oder manchmal nur Tierteile: „Affenar...". Was können die bedauernswerten Tiere für die abflachende Liebe?

„Hast du den Typ da drüben gesehen?"

Manchmal rutscht einem ein abfälliges Wort über die Lippen. Im Sinne der Anti-Diskriminierung soll und darf das natürlich nicht sein. Ist Ihnen eine dieser abfälligen Bezeichnungen schon einmal zu Ohren gekommen? „... der Typ da ...", „... die Bohnenstange ...", „... die Emanze ..."

Bezeichnen Sie Ihre Beschäftigten als Untergebene, als Fußvolk oder gar als Sklaven? Heißen Ihre weiblichen Auszubildenden ‚Mädels', ‚Mäuschen' oder die ‚Kleinen'?

Dachten Sie – wenn Sie Ihre Kollegen meinten – schon mal: „... die da oben ...", „... die Sesselpupser ...", „... die Sturköpfe ...", „... der Penner ..."?

Heißt Ihr Kollege „der Schulze" oder „Herr Schulze"? Ist Ihr Ansprechpartner „der Fischer" oder „Herr Fischer"?

Wenn es um komplette Gruppen geht: „... die Kopftuchträger ...", „... die Knoblauchesser ...", „... die aus Dunkeldeutschland ...".

Solche Arten der Stereotypisierung verbieten sich von selbst. Auch schon die Betonung von Unterschieden zwischen Menschen-(Gruppen) kann ganz schnell zur Diskriminierung werden: „... die Bayern sind ... als die Ostfriesen."

Pflegen Sie eine gewählte Wortwahl, wenn Sie über Ihr soziales Umfeld reden. Dann ist es auch nicht mehr weit bis zur gegenseitigen Wertschätzung.

Euphemismus

Der Begriff Euphemismus steht für Beschönigung. Etwas wird ‚harmloser' dargestellt, als es in Wirklichkeit ist. So steht ‚Freisetzung von Mitarbeitern' oder ‚Verschlankung unserer Vertriebsstruktur' für Kündigung oder das bekannte Wort ‚Reichskristallnacht' für die Zerstörung und Plünderung jüdischen Eigentums vom 9. auf den 10.11.1938. Seit 1991 wird jährlich das ‚Unwort des Jahres' ermittelt. Einige Beispiele:

- 1997: Wohlstandsmüll (Umschreibung arbeitsunwilliger wie arbeitsunfähiger Menschen; Helmut Maucher, Nestlé.)
- 2004: Humankapital (Menschen werden degradiert und zu nur noch ökonomisch interessanten Größen.)
- 2013: Sozialtourismus (Gezielte Stimmung gegen unerwünschte Zuwanderer, insbesondere aus Osteuropa.)

Menschenrechte gelten für alle

Das Wort Menschenrechte bezeichnet die Idee und die Umsetzung, wonach allen Menschen bestimmte Rechte zustehen.

Diese Menschenrechte stehen jedem Menschen zu, und zwar allein aufgrund der Tatsache, dass er ein Mensch ist.

Die Menschenrechte – im Gegensatz zu Bürgerrechten – gelten für alle Menschen, die sich in einem Land aufhalten, unabhängig ihrer Staatszugehörigkeit.

Demnach darf kein Unterschied in Bezug auf Rasse, Hautfarbe, Geschlecht, Sprache, Religion, politischer oder sonstiger Anschauung, nationaler oder sozialer Herkunft, Vermögen, Geburt oder sonstigem Stand gemacht werden.

Jeder verfügt von Geburt an über die gleichen, unveräußerlichen Rechte.

In 30 Artikeln listet die Resolution 217 A (III) der Generalversammlung der Vereinten Nationen vom 10. Dezember 1948 die Menschenrechte auf.

Das Allgemeine Gleichbehandlungsgesetz (AGG)

Seit dem 18.08.2006 (ergänzte Fassung 12.12.2006) ist die allgemeine Gleichbehandlung in Deutschland Gesetz. Das Allgemeine Gleichbehandlungsgesetz, auch als Anti-Diskriminierungs-Gesetz (früher: ADG) bezeichnet, ist in Kraft.

Ziel des Gesetzes

Benachteiligungen sollen verhindert oder beseitigt werden. Dazu zählen Benachteiligung wegen:

- der Rasse
- der ethnischen Herkunft
- des Geschlechts
- der Religion
- der Weltanschauung
- einer Behinderung
- des Alters
- der sexuellen Identität

Eine unterschiedliche Behandlung ist dann möglich, wenn diese aufgrund der Art der auszuübenden Tätigkeit eine wesentliche und entscheidende berufliche Anforderung darstellt, rechtmäßig und angemessen ist.

Zulässige unterschiedliche Behandlung

Eine Verletzung im Sinne der oben aufgeführten Benachteiligungen ist nicht gegeben, wenn sie

- der Vermeidung von Gefahren oder
- der Verhütung von Schäden dient, oder
- dem Bedürfnis nach Schutz der Intimsphäre
- oder der persönlichen Sicherheit Rechnung trägt, oder
- besondere Vorteile gewährt und ein Interesse an der Durchsetzung der Gleichbehandlung fehlt.

So zählt eine Ungleichbehandlung nicht zur Diskriminierung, wenn es dafür einen sachlichen Grund gibt.

Zum Beispiel die Altersbeschränkung bei der Abgabe von Alkohol an Kinder und Jugendliche. Dies ist keine Form der Altersdiskriminierung, sondern dient dem Schutz der jungen Menschen.

Antidiskriminierungsstelle

Die Antidiskriminierungsstelle des Bundes ist beim Bundesministerium für Familie, Senioren, Frauen und Jugend untergebracht.

Diese Stelle unterstützt auf unabhängige Weise Personen bei der Durchsetzung ihrer Rechte zum Schutz vor Benachteiligungen.

„Auf einem Auge blind sein"

Ist Ihnen schon einmal aufgefallen, dass wir eine Menge Begriffe, Worte verwenden, bei denen sich Menschen mit körperlicher Behinderung be- oder getroffen fühlen könnten.

Deshalb vorsichtig mit Aussagen wie:

- „Auf einem Auge blind sein."
- „Der Vergleich hinkt."
- „Schulden abstottern."
- „Zwei linke Hände haben."
- „Sich graue Haare wachsen lassen."

Natürlich gilt Vergleichbares bei Menschen mit psychischer Erkrankung:

- „Bei dem ist eine Schraube locker."
- „Das macht mich ja wahnsinnig."
- „Ich drehe gleich durch."
- „Ich werd' verrückt."
- „Alzheimer lässt grüßen."
- „Der hat nicht alle Tassen im Schrank."
- „Du hast einen Sprung in der Schüssel."
- „Du Spasti."

Akzeptanz aller Glaubensrichtungen

Der eine glaubt an einen Gott, der andere an mehrere Götter. Für den einen ist es wichtig, wie Buddha lebte, für den anderen zählt Mohammed. Ob Naturreligionen, Christentum, Judentum, Hinduismus, Buddhismus und andere – das Glaubensangebot ist wirklich vielfältig.

Nur bedauerlich, dass der Mensch seine Glaubensrichtung als die allein richtige betrachtet und Schwierigkeiten damit hat, den Glauben anderer zu akzeptieren oder zu respektieren.

Schon Pharao Echnatons Wandel, nach mehreren Göttern nur noch einen, nämlich den Sonnengott anzuerkennen, wurde nach Echnatons Tod rückgängig gemacht. Viele Darstellungen wurden zerstört und es wurde zum ‚alten' Glauben zurückgekehrt.

Die Inkas, Azteken und Majas hatten ihren Glauben – solange, bis der römisch-katholische Glaube mit brutaler Gewalt durchgesetzt wurde.

Bekannt sind die Geschichten der christlichen Missionare, die weltumspannend versuchten und versuchen, den eigenen Glauben als den (einzig) richtigen zu ‚vermarkten'. Und eine große Anzahl ‚Eingeborenen-Völker' wurden ‚bekehrt', seitdem einem anderen Glauben nachzueifern und Lendenschurze zu tragen.

Die Römer hatten ihre Gottheiten, die Griechen auch. Die Germanen und die Wikinger. Noch heute richten sich manche Verhaltensmuster – ist es Aberglaube? – nach dem damaligen Denken.

So soll zwischen den Jahren keine Wäsche zum Trocknen aufgehängt werden, da die Göttin Freya mit ihren Gefolgsleuten durch die Landschaft galoppiert(e) und im wilden Ritt nicht an der Wäscheschnur hängen bleiben und vom Pferde stürzen soll(te).

Es gilt: Akzeptanz aller Glaubensrichtungen und zwar von allen Seiten aus.

Religionskriege

Nicht mehr zählbare kriegerische Auseinandersetzungen hat es gegeben aufgrund religiöser Andersgläubigkeit.

Schon die sieben Kreuzzüge, 1. Kreuzzug 1096 – 1099, 7. Kreuzzug 1270, forderten geschätzte 22 Millionen Tote (22.000.000!), die Verfolgung der Hugenotten (allein 3.000 bis 10.000 Getötete in der Bartholomäusnacht 1572) löste wahre Völkerwanderungen aus.

Viele Jahre lang bekämpften sich in Irland die Protestanten und Katholiken immer wieder mit unglaublicher Gewalt. Die Folge: Blut, Tränen und letztlich Trauer. Aktuell – und es ist kein Ende abzusehen, sind die Attentate und Anschläge, die seit 2001 die Welt erschüttern. Nur weil einer oder eine Gruppe einem anderen Glauben anhängt?

Im Karfreitagsabkommen (Good Friday Agreement) vom 10. April 1998 wurden die Kämpfe zwischen der Republik Irland und Nordirland eingestellt. Der sogenannte Nordirland Konflikt war nach über 35 Jahren gestoppt.

Müssen Konflikte überall auf dem Globus wirklich solche tragischen Auswirkungen annehmen, dass Tausende von Menschen grausam sterben müssen?

Eine Lösung aus allen Konflikten ist: Toleranz den Andersdenkenden und Andersgläubigen gegenüber.

Rassismus

Rassismus bedeutet, die Menschheit in Gruppen oder eben Rassen, die als homogen bezeichnet werden können, einzuteilen.

Durch diese Einteilung entsteht schnell eine Diskriminierung aufgrund sozialer oder ethnischer Herkunft, indem eine Gruppe ‚besser' als eine andere angesehen wird.

Besser ist es, von ‚Ethnie' (altgr. ‚ethnos' für ‚[fremdes] Volk') zu sprechen.

Nationalismus

Eine systematische Benachteiligung von Menschen wird durch die Gesetzgebung festgeschrieben. Dabei werden Nachteile für die Minderheiten billigend in Kauf genommen. Bekannt geworden zum Beispiel durch:

- Apartheid in Südafrika
- Rassengesetze im Dritten Reich
- Rassentrennung in den Südstaaten der USA

Sexuelle Orientierung

Kaum einer spricht darüber, aber kaum einer kann sich dem entziehen. Vielleicht widerspräche der Entzug dem biologischen Trieb nach Sexualität.

Wie sieht es mit der Sexualität überhaupt aus?

So antworteten 40 % der befragten Männer auf die Frage „Was ist Ihnen wichtiger als Sex?" mit „Nichts, Sex geht über alles!" (zum Vergleich: Frauen 22 %). Zum weiteren Vergleich gaben zur selben Frage 28 % der Männer (Frauen 45 %) die Antwort „Mit Fremden ausgehen". Quelle: Werben & VerkaufenCompact 6/2007.

Rein biologisch und vielleicht auch erdgeschichtlich betrachtet, bleibt dem Menschen ja gar nichts anderes übrig, als sich fortzupflanzen, um seine ‚Art' zu erhalten. Fügte sich die Menschheit nicht dieser Notwendigkeit, wäre sie schon gar nicht mehr da.

Demnach muss es offensichtlich zum Wichtigsten gehören, sich fortzupflanzen. Sagen wir mal so, der Mensch muss sich zwangsläufig der Sexualität beugen.

Damit ein jeder seiner Pflicht nachkomme, hat es die Evolution so eingerichtet, dass diese Verpflichtung auch Spaß bereiten kann.

Laut dem US-Psychologen Abraham Harold Maslow (1908 – 1970, Bedürfnis-Pyramide) muss ein jeder seine Bedürfnisse und damit auch seine Bedürfnisse nach Sexualität – im wahrsten Sinne des Wortes – befriedigen.

Dieses Bedürfnis haben auch Menschen anderer Kultur, die hierhergekommen sind. Oft finden sie nicht schnell genug eine Partnerin oder einen Partner, um ihre sexuellen Bedürfnisse befriedigen zu können.

So kommt es bedauerlicherweise immer zu bösen Übergriffen sexueller Art mit Menschen, die diesen Kontakt weder wünschen noch ihm zustimmen würden. Bedürfnisse hin oder her – Übergriffe sind verboten!

Hetero–, Homo– oder Bisexuell

in vielen Kulturen dieser Welt steht die Heterosexualität ohne jegliche ‚Konkurrenz' im Weltbild der Bewohner. Kulturen, die sich als fortschrittlicher betrachten, haben neben der ‚klassischen' Heterosexualität eine unglaubliche Vielfalt an sexueller menschlicher Ausprägung erkannt und akzeptiert.

Stellt sich also schon gar nicht mehr die Frage, ob es nur das eine (Heterosexualität) oder das andere (Homosexualität) gibt, oder gibt es noch eine ‚Sache' dazwischen? Die Bisexualität. Die Ausrichtung der sexuellen Bedürfnisse nach beiden Geschlechtern.

Die Vorsilben ‚hetero' und ‚homo' kommen aus dem Griechischen und bedeuten ‚anders' beziehungsweise ‚gleich'.

Gut, dann ist es geregelt: drei Möglichkeiten. Schwarz, Weiß und Grau. Oder vielleicht doch noch mehr?

Dann kommt noch der Spaß dazu. Denn dieser weckt bei vielen Menschen die Neugierde, seine Sexualität auszuleben bzw. auszuprobieren. Zumindest sehen es manche als Spaß an. Manche bezeichnen es auch als Krankheit (Vorsicht: Diskriminierung!), andere als Vorgebung.

Einige genießen ihre Andersartigkeit, andere tun sich sehr schwer, mit ihrem ‚Schicksal' umzugehen. Und wenn sie dann noch auf Abweisung, auf Anfeindungen und Unverständlichkeit reagieren müssen ...

Wer weiß, wie viele Menschen deswegen schon in den Selbstmord getrieben wurden ...

Und weswegen? Wegen des Heterosexismus?

Heterosexismus

Heterosexismus bezeichnet ein Denk- und Verhaltenssystem, das Heterosexualität allen anderen Formen sexueller Orientierung als deutlich überlegen ansieht. Er ordnet andere Orientierungen als von der sozialen Norm abweichend ein.

Er richtet sich gegen

- Bisexuelle (Menschen, die sich zu Personen beiderlei Geschlechts sexuell hingezogen fühlen),
- Transgene (Menschen, die sich mit der durch ihre Geburt zugewiesene Geschlechterrolle, in der Regel anhand der äußeren Körpermerkmale, nur unzureichend oder gar nicht beschrieben fühlen),
- Homosexuelle (sexuelle Orientierung zum gleichen Geschlecht).

Die Landesstelle für Gleichbehandlung – gegen Diskriminierung (Antidiskriminierungsstelle) schätzt, dass in Berlin etwa 250.000 bis 300.000 homosexuelle Männer beziehungsweise Frauen leben.

Allein in Deutschland sollen deutlich über eine Million Männer homosexuell sein. Ein nicht zu vernachlässigender Personenkreis. Weiter gibt es:

- Intersexuelle (Menschen mit nicht eindeutig weiblichen oder männlichen Geschlechtsmerkmalen) und
- Androgyne Menschen (weibliche und männliche Merkmale vereinigend).

Durch die Möglichkeit, sich und seine sexuelle Orientierung via Internet zu offenbaren, zeigt sich eine unglaubliche Breite weiterer sexueller Vorlieben.

Die Natur und die Sexualität lässt es zu, dass Männer Frauen begehren und umgekehrt. Dann aber auch, dass Frauen Frauen mögen, und Männer Männer. Und wäre das nicht schon alles? Nein, es kommt vor, dass jemand Frauen und Männer sexuell ansprechend findet.

Schauen Sie in die Zeitungen oder ins Internet. Es findet sich eine unglaubliche Bandbreite an offerierten, gesuchten und damit gewollten sexuellen Aktions-Möglichkeiten.

So sucht die Domina oder der Meister einen Sklaven oder eine Sklavin; die Devoten wiederum suchen einen Herrn oder eine Herrin (beachten Sie hierbei die sprachlich interessante Form von Herrin).

Die Jungen suchen Ältere und umgekehrt, Behinderte, Anhänger von Fetischen, sich als Krankenschwester ausgebende, usw. usw. suchen ihr Gegenstück.

Erscheint dem Leser einiges als abstoßend, verlockend, neugierig machend? Wie immer das individuelle Gefühl ist: solange niemand gegen Gesetze verstößt (Sex mit Kindern, Toten, Tieren) mag alles vorkommen und ist demnach auch nicht unbedingt verwerflich. Auch wenn es nicht in das eigene Denkschema passt!

Das dritte Geschlecht

Seit dem 1. Januar 2019 ist in Deutschland das ‚dritte Geschlecht‘ öffentlich anerkannt. Personen, die sich weder als Frau noch als Mann zuordnen können, gelten bei der geschlechtlichen Zuordnung als ‚divers‘.

In Formularen, in denen er nur ein ‚M‘ oder ein ‚F‘ für das Geschlecht eingetragen wurde, wählen diese Personen ein ‚X‘.

Besuchern anderer Kulturen mag diese Zuordnung ungewöhnlich erscheinen. Egal wie die eigene Einstellung oder Meinung dazu ist, in der hiesigen Kultur diese Vielfalt uneingeschränkt akzeptieren.

Sexismus

Sexismus bezeichnet die Diskriminierung von Menschen aufgrund ihrer Geschlechtszugehörigkeit. Jeder kann dazu beitragen, nicht als sexistisch eingestuft zu werden.

Diversity

Der Begriff Diversity beschreibt das Bewusstsein für die sexuellen Unterschiede und die daraus resultierenden Einflüsse auf das zwischenmenschliche Miteinander im täglichen Umgang. Privat wie beruflich.

Teil 4 – Offen Sein, Emanzipation, Politische Korrektheit

An der Vielfältigkeit erfreuen

Von Fremden lernen

Leif Erikson segelte, Gutenberg druckte, Galileo wagte, Shakespeare dichtete,
Elizabeth regierte, Mozart komponierte, Jefferson entwarf, Bolívar befreite,
Lincoln bewahrte, Einstein träumte, Atatürk baute, Roosevelt führte,
Gandhi predigte, Mutter Teresa heilte, Mandela triumphierte.
William Jefferson ‚Bill‘ Clinton, US-amer. Staatsmann
(* 19.08.1946)

Fremd ist anders

Beruflich betrachtet, bleibt es kaum mehr aus, global zu denken und demnach auch global zu handeln. Im Zeitalter der Digitalisierung fliegen wir sozusagen, Nullkommanix von einem Kontinent zum nächsten.

Wir treffen auf Menschen anderer Kulturen, ohne die eigenen Landesgrenzen verlassen zu müssen.

An vielen Hochschulen ist immer mehr und deutlicher zu erkennen, dass der internationale Einfluss nicht mehr wegzudenken ist. Die eingeschriebenen Studierenden stammen aus den verschiedenen Kulturen aus der kompletten Welt.

Das erfordert Konsequenzen, mehr als auf Anhieb festzustellen sind.

Nicht nur, dass Unterlagen, Aushänge, Mailtexte usw. häufig in anderer Sprache, hier zum Beispiel in Englisch, verfasst werden müssen.

Auch das Speisenangebot in der Mensa oder Kantine ist idealerweise sowieso schon diversen Zielgruppen wie Diabetiker, Vegetarier, Laktose Intolerante usw. angepasst.

Aber entspricht das Angebot den Menschen anderer Kulturen? Viele Asiaten bevorzugen eine andere Art des Essens und eine andere Art zu essen.

Im Hinduismus wird kein Rindfleisch gegessen, in Ländern muslimischer Prägung kein Schweinefleisch. Die einen mögen mehr Reis, die anderen mehr Kartoffeln.

Erwartungshaltung und Angebot

Gibt es Ruheräume und/oder einen Gebetsraum? Viele Menschen beten mehrmals täglich. Haben sie einen entsprechenden Rückzugsraum?

Unternehmen, die Wert auf das Wohlbefinden ihrer Beschäftigten legen, schaffen genügend Rückzugsraum, Ecken, Sitzbereiche, auch im Freien, damit möglichst jedem die Möglichkeit gegeben wird, dort zu lernen oder sich auszutauschen, wo er es am besten kann.

Aber zurück zu Menschen anderer Kultur, mit anderen Verhaltensmustern und anderen Erwartungshaltungen. Ist jedem bewusst, dass körperliche Gesten anders gedeutet werden können? Dass es in einigen Kulturen als beleidigend gilt, die Schuhsohle auf das Gegenüber zu richten (zum Beispiel ein übergelegtes Bein oder hochgelegte Beine auf einer Sitzfläche).

Sogar die immer stärker in den Gebrauch gerutschten Emojis müssen den Anforderungen des verstanden werden gerecht werden, ohne Missverständnisse, Missstimmung oder Diskussionen aufzubauen. Nicht umsonst treten die Figürchen seit einigen Jahren in verschiedenen Hautfarben auf.

Bleiben Sie sensibel und feinfühlig. Nutzen Sie Ihr Einfühlungsvermögen, um andere Menschen besser zu verstehen.

Bewundern Sie in ihnen das Fremdartige und nutzen Sie gleichzeitig die tolle Möglichkeit, in Kontakt mit diesen Menschen zu kommen. Nehmen Sie die Chance wahr und profitieren von den für uns fremdartigen Verhaltensmustern.

Es ist doch oft unglaublich zu erfahren, wie viel Gleiches und wie viel Anderes wir erleben können. Vielleicht entwickeln sich langjährige Freundschaften oder sogar berufliche Kontakte aus dem Aufbau dieses Netzwerkes.

In der Fremde sind wir fremd – Im Ausland sind wir alle Ausländer

Sie setzen sich in einen Jet, lehnen sich entspannt zurück und nach einigen Stunden landen Sie auf einem anderen Kontinent.

Mit Ihnen steigen Ihre Verhaltensmuster aus. Ihre Verhaltensmuster unterscheiden sich in anderen Kulturen meist deutlich.

Die Körpersprache kann dezenter oder ausgeprägter sein, womit die Deutung unserer Körpersprache nicht immer eindeutig gelingt. Sie wirkt manchmal zu aufdringlich, manchmal wiederum zu gehemmt.

Der Blickkontakt kann zu intensiv, ja schon bedrohend wirken, obwohl Sie gelernt haben, dass Blickkontakt zum Gesprächspartner zu suchen ist. Und so geht das mit vielen Punkten weiter.

Leider bedenkt das nicht jeder Tourist oder Geschäftsreisender. Es wird gegen bestimmte Regeln und Umgangsformen verstoßen, ohne dass es dem Betreffenden bewusst wird.

Manchmal fällt dem Touristen auf, dass sich der Einheimische abwendet. Der Geschäftsreisende ist möglicherweise noch mehr betroffen. Nämlich dann, wenn ein erhofftes Geschäft nicht zustande kommt.

Studierende, die zu einem Auslandssemester aufbrechen, können von denselben Konstellationen betroffen sein. Ärgerlich! Und das müsste nicht sein.

Wenn Fremde in unseren Kulturkreis kommen, erwarten wir, dass sie unsere Sitten und Bräuche akzeptieren, dass sie sich unserem Werteempfinden entsprechend verhalten.

Oft erwarten wir von Fremden, dass sie sich unauffällig, möglichst konform, in die hiesigen Regeln integrieren.

Verhalten Sie sich Fremden gegenüber sensibel genug? Achten Sie auf deren Sitten und Bräuche? Ist Ihr Umgang Fremden gegenüber immer fair?

Wie bereits einleitend beschrieben, sind beide, der Fremde und der Einheimische aufgefordert, sich gegenseitig zu verstehen und zu unterstützen.

Es gilt: Geben und Nehmen.

Ethnie – Herkunft

Im Kapitel weiter oben wurde kurz auf die Ethnie näher eingegangen – speziell was die Diskriminierung betrifft. Hier wird auf die kulturelle Vielfalt eingegangen.

Was der Bauer nicht kennt, das (fr)isst er nicht; so wird gesagt. Oder auch anders ausgedrückt: Wen der Mensch nicht kennt, den meidet er.

Wie soll es bei diesen Verhaltensmustern gelingen, andere Menschen kennenzulernen oder deren Gedanken, Gefühle und Empfindungen richtig zu deuten?

Solange sich der Einzelne nicht um den anderen kümmert, solange er nicht hinterfragt, wird ein Verstehen fast ausgeschlossen sein. Nachgewiesen wurde, dass sich die eigenen Vorurteile und das eigene Stereotypen-Denken dann minimieren lassen, wenn Kontakt mit anderen – hier mit Ausländern – aufgenommen wird.

Den Horizont erweitern

Hingegen, je mehr Kontakterfahrungen ein Mensch mit Fremden hat, desto geringer ist das Ausmaß an Vorurteilen.

Die Konsequenz lautet: Bewusst soziale Kontakte zu Menschen anderer Kulturen herstellen.

- Bieten und nehmen Sie Hilfestellung an. Zum Beispiel beim Lesen des Stadtplans, der Busfahrpläne, usw.
- Erzählen Sie Fremden von den Sehenswürdigkeiten der Stadt, von den Besonderheiten der Bewohner. Weisen Sie auf spezielle Festivitäten und Bräuche (wie im Karneval) hin.
- Beim nächsten Sommerfest genießen Sie gezielt fremdländische kulinarische Kreationen. Über das Thema Essen und Trinken lässt sich locker auf ein weiterführendes Gespräch lenken.
- Laden Sie einen ausländischen Mitmenschen in die Gastronomie ein oder zu sich nach Hause. Oder vielleicht auch nur zu einem gemeinsamen Besuch Ihres Sportzentrums. Nehmen Sie als Fremder das kulturelle und das sportliche Angebot an und nehmen teil.

Wer viele Freunde hat, hat vielleicht auch den einen oder anderen Ausländer in seinem Bekanntenkreis.

Das ist sehr erfreulich, erweitert sich doch der Horizont.

Trotzdem kann es auch einmal geschehen, dass eine ungewollte Beleidigung oder peinliche Situation entsteht.

Fröhlich und unbedacht umarmen Sie den Asiaten, klopfen ihm auf die Schulter und geben ihm einen nett gemeinten Puffer in die Seite. Hier sind Sie in mehrere Fettnäpfchen mit voller Wucht getreten.

Deshalb: Vorher überlegen, wer welche körperliche Nähe akzeptiert.

Und umgekehrt nicht feindselig reagieren, wenn Sie sich in diesem Bereich unangenehm berührt fühlen.

Ethnische Unterschiede

Dass es die grünen Männchen gibt, scheint sich nach den bisherigen Weltraumfahrten nicht bestätigt zu haben.

Und wie sieht es mit den Rothäutigen aus? Sicherlich ist Ihnen schon einmal aufgefallen, dass Indianer gar keine rote, sondern eine braune Hautfarbe haben. Wieso dann der Begriff ‚Rothaut'? Vielleicht war es so, dass sich die weißen Siedler auf den weiten Wegen durch die schier endlosen Steppen schnell einen Sonnenbrand einfingen und somit in den Augen der Indianer als rothäutige Menschen, eher als Rothäute hätten bezeichnet werden sollen.

Der amerikanische Ureinwohner – also der Indianer – bezeichnet den Europäer schließlich als ‚den weißen Mann'.

Im Unterschied hierzu wurde der durch den weißen Mann versklavte Mensch aufgrund der Hautfarbe als ‚Schwarzer' – nicht etwa als ‚schwarzer Mann'.

Zur weiteren Unterscheidung kam später der Braunhäutige dazu (zum Beispiel der Mexikaner). Schnell entwickelte sich für den ‚schwarzhäutigen' Menschen – und ursprünglichen Sklaven – das Schimpfwort Nigger, das sich wahrscheinlich vom spanischen ‚negro' oder dem französischen ‚nègre' (beide lateinischen Ursprungs ‚niger' = schwarz, dunkel) ableitete.

Zehn kleine Negerlein

Die Bezeichnung ‚Neger' gilt heute beleidigend und entspricht sicher nicht der politischen Korrektheit.

Als die ersten Erfolge der Gleichberechtigung zu ernten waren, war es verpönt, jemanden als ‚Schwarzen' zu bezeichnen. Daraus wurde dann – politisch korrekt – der Farbige (the coloured).

Interessanterweise sollte jetzt auch nicht mehr ein Mohr als solcher bezeichnet werden, weswegen im Jahre 2004 der Sarotti-Mohr von der Firma Stollwerck offiziell als ‚Sarotti-Magier aus 1001 Nacht' bezeichnet wird.

Außerdem wurde die Figur etwas anders gestaltet und trägt kein Tablett mehr. Auch der klassische Mohrenkopf bzw. Negerkuss verschwand in seiner Bezeichnung.

Politisch korrekt: Schokokuss, Schaumkuss oder Schaumgebäck mit Schokoladenüberzug.

Auf der anderen Seite des Globusses entstand die ‚Gelbe Gefahr'. Gemeint waren die Chinesen, denen gelbliche Haut nachgesagt wird. In der Kolonialzeit benutzten die USA und die europäischen Kolonialmächte den Begriff ‚Gelbe Gefahr', um Stimmung gegen asiatische Völker, insbesondere China, zu schüren.

Da klingt in unseren Ohren der Blaublütige schon angenehmer. „... hat blaues Blut in den Adern ..." Gemeint ist der Adelige.

Da der Adelsstand seinerzeit höllisch darauf achtete, die Haut weiß – was als ‚très chic' galt, zu halten, um ja nicht mit dem braungebrannten und hart arbeitenden Bauern verwechselt zu werden, waren die Blutadern durch die helle Haut deutlicher zu sehen.

Das Blut in den Adern schien blau zu schimmern, weswegen der Weg zur Bezeichnung

,der Blaublütige' nicht mehr weit war.

Theaterregisseure sehen sich der Herausforderung gegenüber, Agatha Christies ,10 kleine Negerlein' entweder nicht mehr auf den Spielplan zu setzen oder die Plakate mit einem Hinweis zu versehen, dass aus urheberrechtlichen Gründen der Titel nicht geändert werden darf.

Schwarz oder farbig?

„I have a dream", erklärte Martin Luther King anlässlich der großen Protestkundgebung ,March on Washington for Jobs and Freedom' am 28. August 1963 in Washington D.C. Schätzungsweise mehr als 250.000 Menschen nahmen an dieser Rede teil.

„Ich habe einen Traum, dass meine vier kleinen Kinder eines Tages in einer Nation leben werden, in der man sie nicht nach ihrer Hautfarbe, sondern nach ihrem Charakter beurteilt. Ich habe einen Traum, heute!", so rief King seinen zujubelnden Zuhörern zu.

Martin Luther King wollte weiter, „dass allen Menschen — ja, schwarzen Menschen ebenso wie weißen — die unveräußerlichen Rechte auf Leben, Freiheit und der Anspruch Glück garantiert würden."

Kings Traum hat sich weitestgehend erfüllt. Unabhängig davon bleibt die Hautfarbe verschieden.

Trotz aller nach außen hin dargestellten Offenheit gibt es auch in aktuellen Jahren immer wieder erhebliche Konflikte. Immerhin kann nicht verneint werden, dass die Hautfarbe der Grund für Auseinandersetzungen ist. Beispielsweise hierfür sollen die vermuteten Übergriffe der Polizei in den USA auf Bewohner mit schwarzer Hautfarbe rund um das Jahr 2018 verwiesen werden.

Nach wie vor reden wir vom Schwarzafrikaner und vom Weißen. Die ,Gelbe Gefahr' gibt es nicht mehr und die ,Rothäute' werden auch nicht mehr als solche bezeichnet. Und dann gibt es noch die Menschen mit ,kakaobrauner' Haut.

Aber wie ist das nun? Darf gesagt werden ,Der Schwarze' oder ist es ,Der Farbige'? Unter ,farbig' wird eher der Braunhäutige gemeint. Am ehesten ist korrekt, von schwarzhäutigen, weißhäutigen, braunhäutigen Menschen zu sprechen.

Verschiedene Hautfarbe erwünscht

Derjenige, der von einer fremden Kultur hier herkommt, hat gegebenenfalls eine andere Hautfarbe. Sehr schnell neigt der hier Lebende den Fremden deswegen abneigend zu beäugen.

Jedes Äußere hat seinen eigenen Reiz. Lassen Sie den auf sich wirken – und begrüßen Sie die Vielfältigkeit, die die Natur geschaffen hat.

Verschiedene Haut-Farbtöne können einem eintönigen Leben deutlich Farbe verleihen.

In manchen Hochschulprospekten wird sehr gerne mit Menschen anderer Hautfarbe geworben, um die multi-kulturelle Landschaft am Universitäts-Standort zu unterstreichen. Hier wird im Ansatz die interkulturelle Arbeit dargestellt und hoffentlich auch gelebt. Die Verschiedenartigkeit wird bewusst hervorgerufen.

Fremdenfeindlichkeit

„Gleich und gleich gesellt sich gern", behauptet der Volksmund. Deshalb stehen viele Menschen dem Fremdartigen und damit Fremden erst einmal abwartend gegenüber. Andererseits heißt es „Gegensätze ziehen sich an". Von Freunden und Fremden lernen.

Die Römer brachten uns den Wein, die Araber angeblich den Kaffee, die US-Amerikaner den Hamburger, die Japaner die Sushis.

Ohne Austausch von Handelsware, Dienstleistung und Ideen ist eine Weiterentwicklung überhaupt nicht möglich. Das zeigt das interessante Computerspiel SimCity auf spielerische Weise ganz deutlich. Und trotzdem stoßen wir immer wieder auf Fremdenfeindlichkeit.

Also: Globalisierung Digitalisierung hin oder her – ohne Fremde geht es nicht.

Manche sind clever genug, um die Chancen zu nutzen, die uns Menschen aus anderer Kultur bringen.

Entwicklung und Entwicklungsland

Wussten Sie, dass eine Milliarde Menschen laut Frankfurter Rundschau (28.06.2007) in Elendsvierteln leben? Bei einer Weltbevölkerung von über 7,6 Milliarden!

Und wussten Sie, dass: 27 % aller Kinder unter 5 Jahren in Entwicklungsländern unterernährt sind. (Quelle: UNO, The Millennium Goals Report 2007, abgedruckt in der Frankfurter Rundschau am 03.07.2007).

Laut Welternährungsprogramm der Vereinten Nationen leiden 2017 mehr als 820 Millionen Menschen an Hunger.

Zur Information: Bis zum Jahre 1970 galt der Sammelbegriff Entwicklungsländer für Länder, deren Entwicklungsstand und der damit verbundene Lebensstandard als (sehr) niedrig angesehen wurden.

Die Vereinten Nationen führten 1970 die Bezeichnungen ‚weniger entwickelte Länder‘ beziehungsweise ‚am wenigsten entwickelte Länder‘ ein. (Quelle: Informationen zur politischen Bildung Nr. 299/2008).

Gleichberechtigung von Frau und Mann

Man kommt nicht als Frau zur Welt, man wird es.
Simone de Beauvoir, frz. Schriftstellerin
(1908 - 1986)

Geschlechterkonformität – Rollenverhalten und Erwartungshaltung

Ruck zuck und der Mann erhält den Titel Weichei. Udo Jürgens besingt in seinem Lied ‚Weichei' verschiedene Männertypen, auf die die Frau verzichten kann. Zu diesen Negativ-Favoriten zählen laut Udo Jürgens: Hut-und-Häkelkissen-Autofahrer, Charterflugzeuglandungs-Applaudierer, Geschenkpapier-exakt-Zusammenleger, Im-Urlaub-Sonnenliegen-Reservierer, Mutti-für-die-beste-Köchin-Halter, Mausimama-dir-ins-Öhrchen-Haucher, Badehaubenduscher und viele, viele andere mehr.

Er empfiehlt den Frauen: „Schmeiß' ihn raus!"

Mit kleinem Augenzwinkern: Nehmen wir, die Männer, das männlich, also menschlich.

Übrigens: So schrieb Erika Pappritz, stellvertretende Protokollchefin des Auswärtigen Amtes in ‚Das Buch der Etikette': ‚Der Duft, der den korrekten Adam umgibt, sollte nicht aus der Parfümflasche kommen. Er ist vielmehr das natürliche Ereignis täglicher, intensiver Körperpflege, dem nicht mehr mit Moschus und Ambra nachgeholfen zu werden braucht. Wir begnügen uns mit herbem Rasierwasser, gestatten uns im Taschentuch ein wenig echtes Eau de Cologne, das auch nicht süßlich ist, und verzichten im Übrigen auf betörende Wohlgerüche aller Art ...'

Und die Dame? ‚Eine lückenlose Ganzwäsche – vom Ohr bis zur Fußsohle. Kennen Sie das erregende Gefühl, frisch gewaschen zu sein?' (Quelle: 60 Jahre den Spiegel 2/2007, ursprünglich aus Spiegel 7/1957).

Glücklicherweise haben sich die Zeiten geändert.

Der kleine Unterschied

Tatsächlich scheint der ‚kleine Unterschied' gar nicht so klein zu sein. Körperlich gesehen vielleicht – aufs tagtägliche Leben bezogen ist der Unterschied offensichtlich sogar sehr groß. „Wenn Gott eine Frau wär' ... dann hättest du Pech", schließt Wencke Myhre ihren Song.

Ist es tatsächlich so, dass Frauen spülen, bügeln und staubsaugen, während Männer Sport schauen, Bier trinken und Chips futtern? Oder ist es nur unsere ‚Erwartungshaltung', die uns dieses Bild gibt?

So kommt es – ruck zuck – zu geschlechtertypischem Rollenverhalten: Mädchen spielen mit Puppen, Jungs mit Autos. Fertig! Aus einer (scheinbar) subjektiven Wahrnehmung wurde eine subjektive Wahrheit.

Die Gleichberechtigung

Dass Frau und Mann in Deutschland gleichberechtigt sind, hat Jahrzehnte um nicht zu sagen Jahrhunderte gedauert.

Das ist eine Errungenschaft, auf die die Deutschen stolz sein dürfen.

In vielen Ländern der Erde wird auf diese Gleichberechtigung zwischen Frau und Mann deutlich Wert gelegt. Und zwar nicht nur auf dem Papier, sondern im täglichen Leben.

Verreist jemand aus unserer Kultur in eine andere, in der die Frau diese Gleichberechtigung noch nicht erreicht hat, wird er die Ungleichbehandlung akzeptieren.

In vielen arabischen Ländern wird er als Geschäftspartner überhaupt nicht mit einer Frau konfrontiert. Ansonsten hat er sich dieser zurückhaltend gegenüber zu verhalten. So ist oftmals schon der Austausch eines Händedrucks unerwünscht – nicht nur das, sondern teilweise auch tabu. Der europäische Reisende wird sich nach diesen Gepflogenheiten richten.

Anders ist es hier. Trifft der arabische Reisende in Deutschland ein, wird er auf die gleichberechtigte Frau im gesellschaftlichen wie im beruflichen Leben treffen.

Das bedeutet, dass er Blickkontakt zu ihr aufnimmt, ihr die Hand zum Gruß reicht und sie unabhängig ihres Geschlechts genauso gut behandelt wie einen möglichen männlichen Gesprächspartner.

Menschen anderer Kulturen, die sich hier schwertun, sollten ihr Verhaltensmuster überdenken. Wenn sie erwarten, dass sie gleichwertig behandelt werden, gilt das im umgekehrten Weg selbstverständlich ebenso.

Beobachtete Szenen, dass sich Männer kein Essen von Frauen geben lassen wollten (zum Beispiel bei der Verteilung von Mahlzeiten in Erstunterkünften) sind demnach durchaus kritisch zu bewerten und bedürfen an sich in der hiesigen Kultur überhaupt keiner Diskussion.

Also liebe Männer, akzeptieren Sie die Frauen, die Ihnen mit ihrer Leistung zur Verfügung stehen. Lächeln Sie sie an und verhalten sich aufgeschlossen und freundlich.

Gender Mainstream

Der Begriff Gender Mainstream (‚Integration der Gleichstellungsperspektive', ‚durchgängige Gleichstellungsorientierung') bezeichnet das Ziel, die Gleichstellung der Geschlechter auf allen gesellschaftlichen Ebenen durchzusetzen, ein auf Gleichstellung ausgerichtetes Denken und Handeln bei der täglichen Arbeit.

Der Begriff wurde erstmals 1995 auf der 4. UN-Weltfrauenkonferenz in Peking geprägt.

Bekannt wurde Gender Mainstreaming insbesondere dadurch, dass der Amsterdamer Vertrag 1997 das Konzept zum offiziellen Ziel der EU-Politik machte.

(Quelle: www.wikipedia.de, 2007); Gender steht für: erlebte Geschlechterrolle.

Emanzipation

Tatsächlich bedeutet das Wort ursprünglich die Gleichberechtigung aller, also für Mann und Frau, sowie neuerdings auch für ‚divers', das dritte Geschlecht.

Emanzipation bedeutet Gleichberechtigung und Gleichstellung von Minderheiten und Benachteiligten. Dazu gehörten/gehören Farbige, Arbeiter, Bauern, Frauen, Homosexuelle.

In der heutigen Zeit wird das Wort Emanzipation vorwiegend als Frauenemanzipation benutzt. Die erste Frauenemanzipation geschah bereits im 12. und 13. Jahrhundert innerhalb des kirchlichen Bereichs (Beginen-Bewegung).

Dann, nach der Französischen Revolution (1789) bis zum Beginn des zweiten Weltkriegs, kämpften die Suffragetten unter anderem für das Frauenwahlrecht, das Recht auf Erwerbsarbeit als auch für das Recht auf Bildung.

Und schließlich gipfelte die dritte Frauenbewegung, beginnend nach Ende des zweiten Weltkrieges, in den sogenannten 68ern, die für spezifische Belange von Frauen kämpften.

Blaustrümpfe

Wer ist ein Blaustrumpf? Im 19. Jahrhundert war die Bezeichnung Blaustrumpf eine abwertende Bezeichnung für Frauen, die selbstbewusst auftraten.

Sie kämpften für das Frauenwahlrecht und den Zugang zu Hochschulen. Es handelte sich um gebildete Frauen aus dem Bürgertum. Sie widersprachen dem zeitgenössischen Frauenbild und wurden deswegen beargwöhnt.

Auch heute noch werden manche Karriere bewusste Frauen schief angesehen – und werden manchmal als ‚Emanze' verschrien. Eine allein erziehende Frau findet mühsamer eine Wohnung als ein Single mit Hund! Viele Geschäftsfrauen treten selbstbewusst und überzeugend auf. Es zeigt sich, dass manche Gesprächsrunde einen höflicheren Ton annimmt, sobald eine Frau anwesend ist.

Das Jahr der Einführung des Wahlrechts für Männer und Frauen

Wussten Sie, dass in Frankreich Frauen erst ca. 100 Jahre später als Männer wählen durften? So sieht es aus.

- Frankreich: Männer 1848, Frauen 1946

- Deutschland: Männer 1869/71, Frauen 1919

- Liechtenstein: Männer 1921, Frauen 1984

Die energischen Kämpfe, Demonstrationen und Auftritte, die die früheren emanzipierten Frauen in der damaligen Gesellschaft riskierten, kosteten viel Anstrengung und bargen hohe Risiken.

Heute sollten wir sagen „Hut ab" liebe Frauen, dass Sie den Mut zeigten, Ihre Rechte auf der Straße einzufordern. Unsere heutige Gesellschaft basiert auf dieser Vorarbeit.

Wer aus einer fremden Kultur kommt, erlebte unter Umständen diese Kämpfe der weiblichen Vorfahren nicht. So mag es dem Fremden schwerfallen, den für ihn fremdartigen

Umgang zu akzeptieren. Will er ihn nicht nur wahrnehmen, sondern selbst aktiv leben, geht er einen großen und richtigen Schritt in Richtung Integration.

Ladies first

Oder First Lady?

Es kann dem Manne als Macho-Gehabe ausgelegt werden, wenn er sagt "Ladies first". Möglicherweise sieht die Business-Frau sich auf ihr Geschlecht reduziert – und damit als nicht gleichberechtigt behandelt.

Es mag sicherlich nett gemeint sein, wenn eine(r) dem/der anderen die Tür aufhält, damit die/der Angesprochene vorgehen kann. Denn: Den Rücken zeigen gilt als unhöflich, also darf der/die Ranghöhere vorgehen. In Ordnung.

Begleitet ein Mann seine höfliche Handlung durch "Ladies first", bringt er damit zum Ausdruck, er lässt die Frau deshalb vorgehen, weil sie <u>Frau</u> ist.

Manche empfinden, der Mann bringt damit <u>übergenau</u> zum Ausdruck, dass er die Frau nur aufgrund ihres <u>Geschlechts</u> vorgehen lässt.

Viele tatsächlich emanzipierte Frauen wollen aber nicht aufgrund ihres <u>Geschlechts</u> eine besondere Behandlung erfahren; sie möchten aufgrund ihrer Tätigkeit, Position oder Funktion eingestuft werden. Wenn nicht, fühlen sie sich diskriminiert.

Damit der freundliche Mann nicht in die Geschlechterfalle tappt, sollte er besser sagen: „Bitte nach Ihnen." Oder „Bitte gehen Sie vor." Damit hat er eine mögliche Geschlechterdiskriminierung vermieden.

Nur für Frauen

Die Frankfurter Rundschau berichtete am 07.01.2008, dass neuerdings Mexiko-Stadt Busse nur für Frauen einsetzt. „Um Frauen besser vor Belästigungen und Übergriffen durch Männer zu schützen, werden in der mexikanischen Hauptstadt Mexiko-Stadt künftig Autobusse nur für weibliche Passagiere fahren ..."

Frauenhotels und Ladies' floors

In Deutschland soll der Anteil der weiblichen Geschäftsreisenden inzwischen auf über 25 % gestiegen sein – in anderen Ländern teilweise auch höher.

Für die Hotellerie wächst hier eine interessante und lukrative Zielgruppe heran. Laut einem Bericht in Der Spiegel 3/2008 suchen viele weibliche Geschäftsreisende im Hotel Entspannung. Sie möchten abschalten und sich auch von der Männerwelt erholen.

Jede/r vierte Geschäftsreisende sei mittlerweile weiblich, schreibt Top hotel 6/2008. Businessfrauen legten Wert auf Details, die das Leben im Hotel erleichtern sollen.

So haben einige Hotels mit der Einrichtung speziell definierter Lady-Rooms reagiert. Hier wird mehr Wert gelegt auf harmonische Farben und komfortablere Sitzgelegenheiten, aber auch auf die Installation eines Kosmetikspiegels und eines leistungsstarken Haartrockners (für längeres Haar). Hochwertige Pflegeprodukte wie Wimperntusche ergänzen das Wohlfühlambiente.

Frauenparkplatz

Stellen Frauenparkplätze Sicherheit für die Frau her oder bedeuten sie eine Diskriminierung gegen den Mann? Im Jahr 2019 errang ein klagender 26-jähriger Mann in Eichstätt ein Urteil in seinem Sinn. Auf städtischen Parkplätzen ist ab sofort der Frauenparkplatz lediglich als ‚Empfehlung' anzusehen.

Frauenfeindliches Verhalten

Auch das gibt es noch: Seit dem Jahre 1980 wird im Rahmen eines Medienfrauentreffens (dazu gehören Mitarbeiterinnen von ARD, ZDF und ORF) die ‚Saure Gurke', ein Wanderpreis, für einen frauenfeindlichen, von einer öffentlich-rechtlichen Anstalt zu verantwortenden Fernsehbeitrag, vergeben.

So im Jahre 2012 wegen eines Tagesschau-Berichts vom 16. Mai 2012 über die französische Regierung. In diesem Bericht wurde nicht erwähnt, dass Frauen zum ersten Mal die Hälfte des Kabinetts in Paris ausmachten.

So fehlte – nach Meinung der Preisverleiher – ein wichtiger Hinweis für die Zuschauer und Zuschauerinnen. Und schon war der Negativpreis fällig.

Auf der Seite www.herbsttreffen-medienfrauen.de/saure-gurke.html ist zu lesen, wie die Entscheidung 2018 ausfiel: „Saure Gurke für sexistisches ZDF-Interview mit Angelique Kerber" vom 27.10.2018. Der Interviewer fragt die erfolgreiche Sportlerin nach einem tollen Sieg, mit welchem (männlichen) Finalisten sie am liebsten tanzen würde. Die Jury beurteilte die Fragestellung als ‚Sexismus pur'.

Berufliche Korrektheit

Mehrere Millionen Bonus-Zahlungen auf der einen Seite – Hartz IV auf der anderen. Die Jagd nach dem Geld kann einen Menschen in den Wahnsinn treiben. Die Kosten steigen und steigen, die Einkünfte können nicht folgen.

Werden Menschen befragt, was sie in ihrem Leben am wichtigsten finden, so antworten Sie häufig: „glücklich sein." Und auf die Frage, was sie unter glücklich sein verstehen, heißt es meist sofort „gesund sein", „finanziell abgesichert sein" und „in einer angenehmen Partnerschaft leben". Natürlich können wir in unserer Gesellschaft ohne Geld nicht leben.

Aber sein komplettes Leben nur auf die Jagd nach Geld auszurichten, scheint nicht der Sinn des Lebens zu sein. Oder? Dreht sich wirklich alles nur ums Geld? „Zumindest macht es das Leben leichter."

Um legal an Geld zu kommen, müssen die meisten Menschen arbeiten. Hier treffen sie sofort auf eine unglaublich große Konkurrenz an Mitbewerbern. Nicht jeder schafft es, seine Arbeitskraft optimal zu verkaufen. Denn, vor der Möglichkeit, seine Arbeitskraft zu demonstrieren, liegt erst einmal die Hürde der Bewerbung.

Hier scheitern viele, obwohl sie im Beruf sicherlich sehr gut sein könnten. Aber auch bei gleicher beruflicher Voraussetzung gibt es noch deutliche Unterschiede auf dem Weg zum (finanziellen) Erfolg.

Obwohl viele Branchen keine oder nur unqualifizierte Arbeitnehmer finden, gibt es rechtliche Hemmnisse oder Einschränkungen, einem Zugereisten einen begehrten Arbeitsplatz zu vermitteln. So bleibt es nicht aus, dass einige in die verbotene Schwarzarbeit abrutschen.

Selbst dann, wenn alle rechtlichen Voraussetzungen gegeben sind, müssen Menschen mit atypischen Nachnamen (Namen, die nach nichtdeutscher Herkunft klingen) viel mehr Energie aufbringen, einen Arbeitsplatz zu bekommen.

Lieber Arbeitgeberinnen und liebe Arbeitgeber, bevor Sie aufgrund eines fremd klingenden Nachnamens einen Bewerber ignorieren – vielleicht räumen Sie die Chance zu einem Bewerbungsgespräch ein?

Benachteiligte Jungen? – Jungen die neuen Sorgenkinder?

Da etwas mehr Jungen als Mädchen geboren werden, könnten wir annehmen, dass das männliche Geschlecht von Anfang an etwas größere Chancen hat. Liegt die Unausgewogenheit im späteren Leben an den Geburtenzahlen? Kaum anzunehmen.

Wie ist es möglich, dass die erwachsenen, berufstätigen Jungen offensichtlich monatlich mehr Geld nach Hause bringen als die Mädchen?

So informiert der Spiegel (52/2007): „Jungen bekommen in der Schule schlechtere Noten als Mädchen, auch wenn sie den gleichen Wissensstand haben. Zu diesem Ergebnis kommt ein Bericht des Bundesbildungsministeriums, für den verschiedene Studien ausgewertet wurden. In Deutsch, Mathematik und Sachkunde erhielten Mädchen bei gleichen Leistungen bessere Noten als Jungen, hieß es in dem Bericht. [...] So betrage der Jungenanteil an den Hauptschulen 56 Prozent, an den Gymnasien aber nur 46 Prozent."

Armut in Deutschland

„Arme Menschen sterben früher", so titelte die Bonner Rundschau am 8. Februar 2008. Aber: Arm ist nicht gleich arm. Armut wird in drei Kategorien unterteilt:

- Subjektive Armut: Der Betreffende fühlt sich arm, ist es aber nicht.
- Absolute Armut: Es geht ums nackte Überleben.
- Relative Armut: Das Leben als solches ist gesichert. Das soziokulturelle Existenzminimum hingegen nicht.

Und wie viele Menschen in Deutschland wachsen in Armut auf? Laut Definition der Vereinten Nationen gilt jener als arm (relative Armut), der weniger als 60 % des Durchschnittseinkommens verdient.

Angeblich betrifft das jeden Sechsten in Deutschland. Das sind Ende 2017 etwa 13 Millionen Deutsche!

Für das Jahr 2013 meldet Planet Wissen 15 Prozent Armut beziehungsweise ca. 2,5 Millionen an der Armutsgrenze lebende Kinder. Also – die Armut steigt.

Unterschiedliche Quellen verweisen auf eine Steigerung der Armutsgrenze: 2013 15 %, 2015 16,7 %, 2017 19,7, was etwa 16 Millionen Menschen betrifft.

Kinderarmut – Arbeit für Kinder?

„Kinderarmut auf dem Vormarsch." So schreibt der Münchner Merkur im Juli 2008 und wird präziser mit der Aussage: „Jedes achte Münchner Kind ist arm! Das bedeutet allein für München die unglaubliche Zahl von 20.000 unter 15-Jährigen, die betroffen sind!" „Nach Angaben der Internationalen Arbeitsorganisation (ILO) sind weltweit rund 250 Millionen Kinder gezwungen, als Beitrag zum Einkommen ihrer Familien, täglich bis zu 16 Stunden in Fabriken, Handwerksbetrieben, Bordellen, Steinbrüchen, Bergwerken oder Plantagen zu arbeiten." (Quelle: Information zur politischen Bildung Nr. 297/2007)

Traurige Zukunft aufgrund der Herkunft

Gerade über den Sport, über die künstlerische oder anderweitig geförderte Begabung schafft es das ein oder andere Kind, in ein anderes Milieu zu gelangen. Prozentual gesehen dürfte es sich hier allerdings um eine deutlich geringe Zahl Betroffener handeln.

Allerdings kann ein jeder dabei mithelfen, Menschen behilflich zu sein. Nicht zwangsläufig ist es das Geld, das zählt. Auch Zuwendung, Austausch, Beschäftigung mit dem Menschen, tragen das ihre dazu bei. Keiner kann etwas dafür, in welche Verhältnisse er geboren wird.

Sei er arm oder reich ... sind alle gleich, wie mancher Sänger schon intonierte.

So wird es bei den Zugereisten einige geben, die genügend materiellen Rückhalt besitzen. Andere hingegen haben alles verloren.

Und bei wieder anderen hat die heimische Familie vergleichsweise ein halbes Vermögen aufgebracht, um eine (Aus-) Wanderung nach Europa zu ermöglichen.

Viele der hier Gestrandeten sind nicht nur auf menschliche, sondern auch auf materielle Hilfe angewiesen.

Sind Minderjährige oder gar Kleinkinder betroffen, sollte schnell geholfen werden. Wie sonst sollten Sie als Heranwachsende oder Erwachsene für das eigene Auskommen verantwortlich werden?

Zwischenmenschlicher Umgang und Political Correctness

Umgang ohne Diskriminierung? Ist das überhaupt möglich?

Realität ist es noch lange nicht, wie bisher beschrieben. Also eine Utopie? Utopie (von: Buch Utopia, Autor Thomas Morus. 1478 – 1535) bedeutet, dass gesellschaftlicher Umgang ohne Diskriminierung überhaupt nicht und nie möglich sei.

Dächten wir so, machten wir es uns sehr einfach. Folge: Keiner müsste sich Mühe geben, Diskriminierung zu vermeiden.

Dann lieber Vision? Immerhin ist eine Vision realisierbar. Vielleicht nicht heute, vielleicht auch noch nicht morgen, aber doch irgendwann. Dr. Martin Luther King sprach von einem Traum, den er hatte. King wird heute immer wieder als Visionär bezeichnet, nicht nur, weil er selbst daran arbeitete, seinen Traum, seine Vision, zu realisieren.

Jeder von uns kann dazu beitragen, dass die Vision der Anti-Diskriminierung Realität wird. Sobald ein jeder gedanklich und praktisch umsetzend etwas in diese Richtung bewegt, sind wir dem Ziel einen Schritt näher.

Politische Korrektheit

Seit einigen Jahren geistert der Begriff Political Correctness durch die Manager-Literatur. Übersetzt könnte das heißen ‚politische Korrektheit', was vermuten lässt, dass sich die Politiker um dieses Thema kümmern sollten.

Tatsächlich wird ein politisch korrektes Verhalten als zwischenmenschlich korrektes Verhalten gesehen. Nicht der Umgang nach festgelegten Regeln, sondern eher das gefühlsmäßige, richtige, das nicht unter die Gürtellinie gehende, das wertschätzende Verhalten.

So zeigt allein schon die Bezeichnung „Ist ja <u>nur</u> die Hilfskraft ..." eine mangelnde Wertschätzung des Gegenübers. Es zeigt deutlich die menschliche Einstellung zum Mitarbeiter, Kollegen oder Vorgesetzten.

Jeder Mensch ist gleich viel wert, egal auf welcher hierarchischen und gesellschaftlichen Ebene er steht, wie seine Herkunft, Erziehung oder Bildung ist.

Die Hotelgruppe Ritz Carlton lebt u. a. folgenden Grundsatz: "We are Ladies and Gentlemen serving Ladies and Gentlemen".

Und was sagt das Grundgesetz der Bundesrepublik Deutschland dazu? „Die Würde des Menschen ist unantastbar." „Männer und Frauen sind gleichberechtigt." „Jeder hat das Recht, seine Meinung ... frei zu äußern."

Eine Selbstverständlichkeit? Offensichtlich nicht.

Kanada hat sich zum Beispiel Folgendes auf die Flagge geschrieben: Ein wichtiger Gesichtspunkt ist der multikulturelle Charakter des Landes. Schon 1971 wurde der Multikulturalismus zur offiziellen Regierungspolitik erklärt.

1988 erließ die kanadische Regierung ein Multikulturalismus-Gesetz, um den Ansprüchen der kanadischen Gesellschaft gerecht zu werden.

Dieses Gesetz garantiert jedem kanadischen Bürger – ungeachtet seiner Herkunft – die gleichen Möglichkeiten, uneingeschränkt am gesellschaftlichen Leben teilzunehmen.

Was im Großen praktiziert wird, sollte im Kleinen (zum Beispiel in einem Unternehmen, in der Familie und in der Partnerschaft) auf alle Fälle realisiert werden können.

Zur politischen Korrektheit beitragen

Jeder kann aktiv werden, und die gegenseitige Wertschätzung und Gleichberechtigung nicht nur auf dem Papier akzeptieren. Setzen Sie die gedruckten Buchstaben in lebenden zwischenmenschlichen Umgang um.

Tragen Sie dazu bei, anderen Menschen einen Augenblick der Freundlichkeit zu schenken.

Lächeln Sie dem Fremden zu. Vielleicht helfen Sie ihm dabei, leichter mit den hiesigen Umgangsformen vertraut zu machen.

Epilog

Ohne Heimat sein heißt leiden.
Fjodor Michailowitsch Dostojewski, russ. Schriftsteller
(1821 - 1881)

Fühlen Sie sich heimisch

Lieber zugereister Gast, so einfach scheint es gar nicht zu sein, sich in einer fremden Kultur zurechtzufinden. Dieser Ratgeber soll Ihnen Hilfestellungen geben, um einen möglichst leichten Zugang zur hiesigen Kultur zu erzielen.

Unabhängig davon, welche Gründe Sie bewogen haben, hierher zu kommen, werden Ihnen viele Hilfestellungen geboten, sich hier zurechtzufinden.

Trotzdem bleibt es schlussendlich in Ihrer eigenen Verantwortung, sich hier einzurichten. Und zwar so, dass es Ihnen gut geht und Sie keine Anfeindungen anderer erfahren müssen.

Sollten Sie das Glück haben, für ein grenzüberschreitendes Unternehmen zu arbeiten, steht Ihnen möglicherweise ein ‚Buddy' (Freund, Kumpel) zur Seite, der Sie bei den ersten Schritten neue Kultur unterstützt.

Der Expatriate (lat. ‚ex' ‚aus' und ‚patria' ‚Vaterland'), also als Fachkraft des Unternehmens, bleibt einige wenige Jahre im Gastland. Obwohl die Rückkehr ins Heimatland zeitlich absehbar ist, sucht er als vorübergehender Gast schnell den Zugang zur einheimischen Bevölkerung.

Wo immer es möglich ist, tritt der einem Verein bei oder engagiert sich ehrenamtlich. Damit schafft er es, zeitnah mit den in die Gesellschaft des Gastlandes zu kommen. Schnell lernt er die Besonderheiten sowie die vielen ungeschriebenen Regeln des Zusammenseins.

Haben Sie, liebe Leserin lieber Leser, nicht den Vorteil, ein Expatriate zu sein, sollten Sie trotzdem vergleichbar vorgehen. Schaffen Sie sich ein soziales Netzwerk.

Dieses fängt Sie bei Unklarheiten und Unsicherheiten auf. So werden Sie recht bald ein Gefühl der Geborgenheit empfinden.

Vereinsmeierei

Wie oft wird lächelnd der Vorsitzende eines Kaninchenzucht-Vereins erwähnt. Der Vorsitzende in einem Verein ist immerhin aktiv tätig.

Übrigens sind in Deutschland (März 2019) 177 Kaninchenzucht-Vereine im Vereins-Verzeichnis.de eingetragen. Im Vergleich dazu: etwa 2.527 Gesangs-Vereine und unglaubliche 6.828 Fußball-Vereine, aber lediglich 15 Freikörperkultur-Vereine.

Aktivitäten in Vereinen aller Art erfüllen gleichwohl den Gedanken des Netzwerkes, fördern den gegenseitigen Austausch und vermitteln eine gewisse Wichtigkeit im sozialen Umfeld.

In vielen Vereinstätigkeiten kommen auch noch die frische Luft und Bewegung dazu, was der Gesundheit zuträglich ist.

Ehrenamt und soziales Engagement

Das Wort Engagement kommt aus dem Französischen (engager), wo es so viel bedeutet wie: sich einsetzen, sich verpflichten.

Verpflichten klingt nach ‚muss' und das mag nicht jeder. Betrachten wir das Wort Engagement im Sinne des freiwilligen Wollens. Kommend von der intrinsischen, der inneren Motivation.

Jemand, der motiviert ist und etwas erreichen will, zeigt eine innere Motivation (im Gegensatz zur extrinsischen oder äußeren Motivation, zum Beispiel die monatliche Bezahlung).

Eine Art Grund-Engagement wird sowieso erwartet. Alles, was über die klassische Erwartung hinausgeht, lässt sich dann tatsächlich als Engagement bezeichnen. Dieses zeigt sich meist in zusätzlichen Tätigkeiten außerhalb des eigentlichen (beruflichen) Aufgabenfeldes.

So zum Beispiel gesellschaftliches Engagement, wie Freiwilligenarbeit oder das Übernehmen von Ehrenämtern. Innerhalb eines Unternehmens lässt sich ein Engagement durch das Anbieten diverser Freizeitbeschäftigungen erkennen.

Es könnte zum Beispiel sein, dass jemand eine Tennisgruppe ins Leben ruft, einen Lese- oder Musikkreis anbietet, Charity-Aktionen (also Wohltätigkeits-Aktionen) organisiert und so weiter.

Das gute Ansehen

Eine erfolgreich gestaltete Karriere, verbunden mit Geld, ist gut. Erfolgreiches soziales Engagement, verbunden mit Ansehen, ist mindestens genauso gut. Unzählige Möglichkeiten gibt es, sich zu engagieren. Hilfe zu geben, ohne materielle Rückmeldung zu erwarten.

Obwohl es keine Selbstverständlichkeit ist, anderen zu helfen, ergibt das Verhalten zumindest ein gutes Gefühl. Des Weiteren schafft es die Möglichkeit, deutlich sein Netzwerk auszubauen, andere Menschen und damit auch andere Ansichten kennenzulernen.

Genau das ist das Hauptziel, liebe Leserin und lieber Leser. Schaffen Sie sich Ihr Netzwerk. Fühlen Sie sich zu Hause.

Danke, liebe Leserin, lieber Leser, dass Sie dieses Buch gelesen haben. Haben Sie Tipps und Anregungen, dieses Buch zu ergänzen? Dann lassen Sie es uns wissen.

In der Zwischenzeit wünschen wir Ihnen alles Beste für Ihren Lebensweg in Ihrer neuen Heimat.

Horst Hanisch

Stichwortverzeichnis

Stichwortverzeichnis

Knigge als Synonym und als Namensgeber

Umgang mit Menschen

Suche weniger selbst zu glänzen, als andern Gelegenheit zu geben,
sich von vorteilhaften Seiten zu zeigen, wenn Du gelobt werden und gefallen willst
Adolph Freiherr Knigge, aus dem Buch „Über den Umgang mit Menschen", 1788
(1752 - 1796)

Adolph Freiherr Knigge

Das Wort Knigge steht heutzutage als Synonym für Umgangsformen. Schon zu seinen Lebzeiten war Adolph Freiherr Knigge (1752 - 1796) umstritten. Knigge setzte sich durch sein energisches Eintreten für die Ziele der Aufklärung, so wie er sie verstand, scharfen Angriffen aus. Er arbeitete als Romanschriftsteller und Satiriker sowie als politischer Schriftsteller.

Er gehörte den Freimaurern an. Heute ist Knigge vor allem seines Buches wegen ‚Über den Umgang mit Menschen' (1788) bekannt. Und zwar deswegen, weil sein Werk als Etikette-Buch angesehen wird.

Das große Missverständnis

Knigge verdankt seinen heutigen Ruf und Erfolg aber einem Missverständnis. Denn: Das Werk Adolph Freiherr Knigges gilt als Etikette-Buch ersten Rangs. Allerdings beschreibt Knigge keine Regeln wie mit Besteck umzugehen ist, oder das Verhalten bei Tisch, stattdessen offenbart er eine praktische Lebensphilosophie im Umgang mit Mitmenschen.

Er gibt Anleitungen und Anregungen, wie mit seinen Mitmenschen richtig umzugehen ist. Knigge hoffte damit, dass die Menschen glücklich und froh miteinander leben könnten. Sein Buch erschien 1788 und war schon kurze Zeit in fast allen Haushalten zu finden. Über 200 Jahre lang prägte sich sein Buch im Bewusstsein der Leser als praktisches Handbuch über gutes Benehmen ein.

Über den Umgang mit Menschen

In drei Teilen seines Buches hat Knigge über den Umgang mit verschiedenen Menschengruppen geschrieben, zum Beispiel:

- Über den Umgang mit Leuten von verschiedenen Gemütsarten, Temperamenten und Stimmungen des Geistes und des Herzens (Erster Teil, 3. Kapitel)
- Über den Umgang mit Frauenzimmern (Zweiter Teil, 5. Kapitel)
- Über die Verhältnisse zwischen Herrn und Dienern (Zweiter Teil, 7. Kapitel)
- Über das Verhältnis zwischen Wohltätern und denen, welche Wohltaten empfangen; wie auch unter Lehrern und Schülern, Gläubigern und Schuldnern (Zweiter Teil, 10. Kapitel)

- Über den Umgang mit den Großen der Erde, mit Fürsten, Vornehmen und Reichen (Dritter Teil, 1. Kapitel)

Knigge heute als Synonym für Umgangsformen

Obwohl es heute klar ist, dass Knigge anderes verfolgte, als wir manchmal unter seinem Namen verstehen, soll ‚Knigge' als Synonym für den Bereich stehen, dem sich das vorliegende Buch widmet.

12 Ratgeber in der kleinen Knigge-Reihe

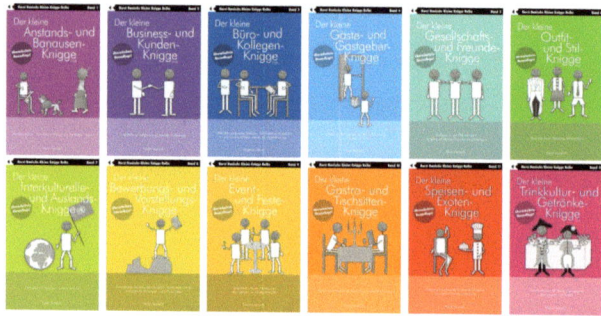

Der kleine ... -Knigge [2100] (Je € 9,70; 88 Seiten, 12x19 cm, kartoniert)

Anstands- und Banausen-Knigge 2100
Business- und Kunden-Knigge 2100
Büro- und Kollegen-Knigge 2100
Gäste- und Gastgeber-Knigge 2100
Gesellschafts- und Freunde-Knigge 2100
Outfit- und Stil-Knigge 2100

Interkulturelle- und Auslands-Knigge 2100
Bewerbungs- und Vorstellungs-Knigge 2100
Event- und Feste-Knigge 2100
Gastro- und Tischsitten-Knigge 2100
Speisen- und Exoten-Knigge 2100
Trinkkultur- und Getränke-Knigge 2100

12 x kleines Handbuch der Rhetorik 2100

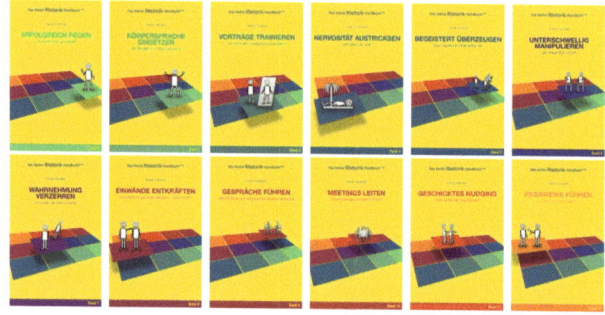

Der kleine Handbuch der Rhetorik [2100] (Je € 9,70; 100 Seiten, 12x19 cm)

Erfolgreich reden „Die Kunst, flott vorzutragen"
Körpersprache einsetzen „Mit Händen und Füßen sprechen"
Gezielt trainieren „Ich will endlich erfolgreich präsentieren!"
Nervosität austricksen „Mir zittern die Knie"
Begeistert überzeugen „Das rhetorische Feuer entfachen"
Unterschwellig manipulieren „Ich kriege dich schon!"

Wahrnehmung verzerren „Ich glaub' nur, was ich sehe."
Einwände entkräften „Das ist doch gar nicht machbar! – Oder doch?"
Gespräche führen „Zielorientierte und zeitsparende Gesprächslenkung"
Meetings leiten „Besprechungen erfolgreich führen"
Geschicktes Nudging „Das versteckte Anschubsen"
Interviews führen „Darf ich Sie mal fragen?"

4 Ratgeber in der Ego-Management-Reihe

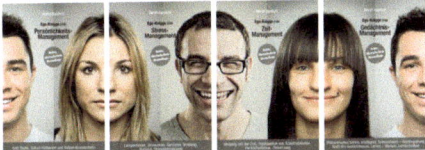

Persönlichkeits-Management – Ego-Knigge [2100] Soft Skills, Selbst-Reflexion und Selbst-Bewusstsein

Stress-Management – Ego-Knigge [2100] Lampenfieber, Stressoren, Gerüchte, Mobbing, Burnout, Stressvermeidung

Zeit-Management– Ego-Knigge [2100] Umgang mit der Zeit, Organisation von Arbeitsabläufen, Perfektionismus, Zielsetzung

Gedächtnis-Management – Ego-Knigge [2100] Gehirn, Intelligenz, Schwachsinn – Hochbegabung, Gedächtnis, Lerntechniken. Jeder Ratgeber € 14,90, 104 Seiten, A5, kartoniert

4 Ratgeber in der Reihe Lebenseinstellung

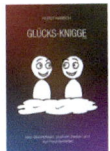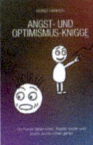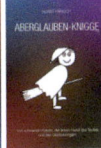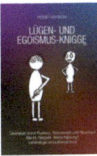

Aberglaube-Knigge [2100] Von schwarzen Katzen, der linken Hand des Teufels und den Glücksbringern

Lügen- und Egoismus-Knigge [2100] Überleben durch Flunkern, Schummeln und Täuschen! Macht, Respekt, Wertschätzung? Lebenslüge und Lebensschutz

Glücks-Knigge [2100] Vom Glücklichsein, positiven Denken und von Freundschaften

Angst- und Optimismus-Knigge [2100] Die Furcht beherrschen, Ängste nutzen und positiv durchs Leben gehen. Jeder Ratgeber € 12,95, 160 Seiten, A5, kartoniert

3 Ratgeber Bräutigam, Braut und Brautpaar

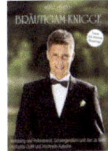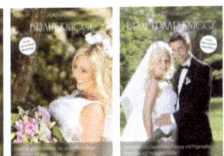

Bräutigam-Knigge [2100] Verlobung und Polterabend, Schwiegereltern und das Ja-Wort, Hochzeits-Outfit und Hochzeits-Kutsche

Braut-Knigge [2100] Brautkleid und Accessoires, Das große Hochzeitsfest, Höhepunkte und Hochzeitstanz

Brautpaar-Knigge [2100] Historisches und Sonderbares, Planung und Organisation, Aberglaube und Hochzeitsbräuche. Jeder Ratgeber € 15,90, 104 Seiten, A5, kartoniert

2 Ratgeber Selbst-Coaching

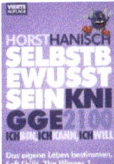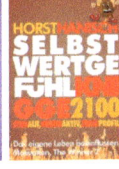

Selbstbewusstsein Knigge [2100] Ich bin, ich kann, ich will. Das eigene Leben bestimmen, Soft Skills, The Winner 1, € 12,95; 120 Seiten A5

Selbstwertgefühl Knigge [2100] Steh auf! – Werde aktiv! – Zeige Profil! Das eigene Leben beeinflussen, Motivation, The Winner 2, € 12,95; 120 Seiten A5

Leben und Lifestyle

Das kleine Knigge-Quiz [2100] € 9,70; 96 Seiten, 12x19 cm, kartoniert

Jugend-Knigge [2100] Knigge für junge Leute und Berufseinsteiger, € 15,90; 152 Seiten

Zukunfts-Knigge [2100] Verfall der Sitten und Verlust der Wertschätzung? Umgangsformen in 100 Jahren. Zusammenleben mit Menschen, Maschinen und menschenähnlichen Robotern, € 14,95; 172 Seiten A5 kartoniert

Hochzeits-Knigge [2100] Hochzeitsbräuche, Geschenke, Brautjungfer, Trauung, Festgäste und Festmahl, € 29,95; 310 Seiten A5

Ü65- und Senioren-Knigge [2100] Die junge Alten und die alten Jungen, Kommunikation und Verständnis zwischen den Generationen, Einsamkeit und technischer Fortschritt, € 19,95; 180 Seiten A5

Blumen-Knigge [2100] Historisches, Mystisches, Festliches, Blumen-Sprache, Umgang mit Blumen-Präsenten, € 19,95; 144 Seiten A5

Bekleidung! Ausdruck der Persönlichkeit – Lukas' Outfit-Knigge [2100], € 19,95; 196 Seiten A5

Nudel-Knigge [2100] Himmlische Teigwaren, € 17,95; 140 Seiten A5

Der Interkulturelle Kompetenz-Knigge [2100] Kultur, Kompetenz, Eindrücke – Gesten, Rituale, Zeitempfinden – Berichte, Tipps, Erlebnisse, € 29,95; 240 Seiten A5

Wertschätzung-Knigge [2100] Gleichberechtigung, Gender und Respekt, Sexuelle Orientierung, Umgang bei Diskriminierung und Mobbing, € 14,95; 152 Seiten A5

Dschungel-Knigge [2100] Umgang in ungewohnter Umgebung, € 23,95; 192 Seiten A5

Der Dicke-Knigge [2100] Aus dem prallen Leben des Dicken, € 15,90; 104 Seiten A5

Typisch Frau – Typisch Mann Knigge [2100] Unterschiede und Gemeinsamkeiten im Umgang mit dem anderen Geschlecht, € 12,95; 128 Seiten A5

Kulinarischer und Gastronomischer Knigge [2100] Von Events, Feiern, Aperitif über Esskultur, Speisen und Getränken zu zeitgemäßen Tischsitten, € 26,50; 284 Seiten A5

Klo- und Pinkel-Knigge [2100] Vom privaten und öffentlichen Bedürfnis - Umgangsformen im Tabu-Bereich, € 13,50; 104 Seiten A5

Omi hüpf' mal Märchen meiner Großmutter, Erlebnisse ihre Jugend und wahre Geschichten meines Vaters von und über Omi Rickchen, Hardcover, € 29,95; 312 Seiten

Der Hunde-Knigge [2100] Umgang mit dem Hund – Hundesprache – Der Hund in der Gesellschaft, € 17,95; 180 Seiten A5

Welcome to Germany-Knigge [2100] Umgangsformen, Verhaltensmuster und gesellschaftliches Miteinander im deutschsprachigen Europa, € 11,99; 108 Seiten A5

Besuch willkommen Knigge [2100] Einladung, Gast, Geschenk, Empfang, Feier, Gastfreundschaft, € 14,95; 200 Seiten A5

Leben, Tod und Ansichten Austausch mit Berühmtheiten über Wichtiges und Unwichtiges im Leben, € 12,95; 116 Seiten A5

Leben, Tod und Überlegungen Austausch mit Berühmtheiten über Größe, Ewigkeit und Spaß im Leben, € 12,95; 116 Seiten A5

Tod, Trauer, Totenkult-Knigge [2100] Sterben, Trost, Takt, Bestatten, Tradition, Vorsorge, Tabus, Vergänglichkeit und Sonderbares, € 17,95; 212 Seiten A5

Leben und Lifestyle

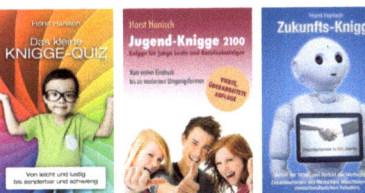

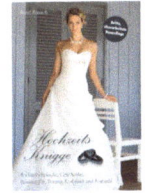
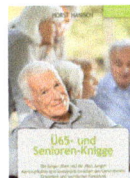
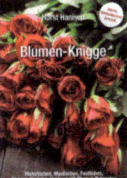
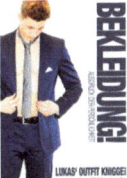

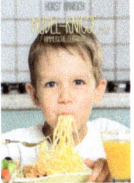
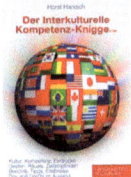
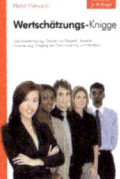
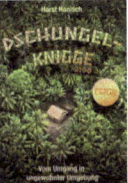

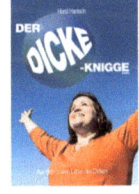
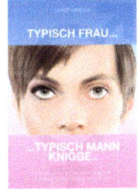
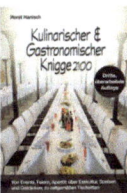
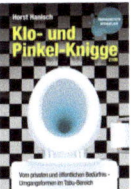

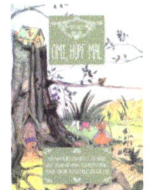
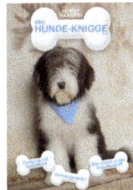
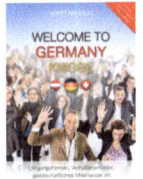
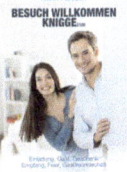

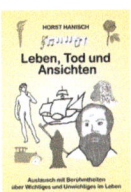
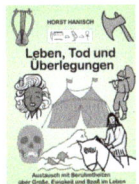
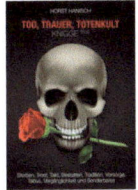

Rhetorik, Soft Skills, Hochschule, Beruf

Rhetorik ist Silber Von den ersten Schritten zu einer perfekten Präsentation, € 17,90; 144 Seiten A5, kartoniert, Zeichnungen

Moderation ist Gold Gesprächsführung, Umfragen, Talkrunden und Manipulation, € 17,90; 144 Seiten A5, kartoniert, Zeichnungen

Lebhafte Körpersprache – in Vorträgen, Präsentationen, Gesprächen, € 17,90; 144 Seiten A5, kartoniert, ca. 290 Zeichnungen

Rhetoric – Mastering the Art of Persuasion, € 22,90; 144 Seiten A5, kartoniert

Discussion – Mastering the Skills of Moderation, € 22,90; 144 Seiten A5, kartoniert, Zeichnungen

Body Language in Europe, € 22,90; 144 Seiten A5, kartoniert, ca. 290 Zeichnungen

Körpersprache – Lüge, Verrat, Macht, Im Beruf, vor Gericht, beim Flirt – Gewinnerpose und Demutshaltung – Drohung und Zuneigung; € 29,95; 364 Seiten A5, kartoniert, über 400 Zeichnungen

Das große Buch der Rhetorik [2100] Tacheles reden; Präsentieren; manipulieren und überzeugen, € 37,45; 332 Seiten A5, kartoniert, viele Darstellungen

Trickreiche Rhetorik [2100] Psychologische Gesprächsführung, manipulierende Darstellung, unaufdringliches Nudging, € 37,45: 300 Seiten A5, kartoniert, Zeichnungen

Soft Skills-Knigge [2100] Soziale, Persönlichkeit, Selbstmanagement, € 37,45; 324 Seiten A5, kartoniert, viele Darstellungen

Schlagfertigkeit-, Spontaneität-, Stegreif-Knigge [2100] Impulsiv handeln, verbale Angriffe kontern, Störungen entwaffnen, € 13,50; 104 Seiten A5

Pitch Skills und Überzeugungs-Knigge [2100] Elevator Pitch, Geldgeber beeindrucken, Feuer versprühen, € 13,50; 128 Seiten A5, kartoniert

Smalltalk-Knigge [2100] Vom kleinen Gespräch bis zum charmanten Flirt - Kontakt ausbauen, Sympathie zeigen, Begehrlichkeit wecken, € 13,50; 100 Seiten A5

Quassel-Knigge [2100] Quasseln, Quatschen, Quengeln oder Lebenswichtige Kommunikation – Gezielt eingesetzte Rhetorik – Aussagekräftiges Profil zeigen, € 13,50; 112 Seiten A5

Hochschul-Knigge [2100] Studentischer Umgang in und außerhalb der Hochschule am Beispiel der Cologne Business School, 132 Seiten A5, kartoniert, Fotos

Jugend-Karriere-Knigge [2100] Schule und Studium, Netzwerk und Klüngel, Erfolg und Risiken, € 19,95; 224 Seiten A5, kartoniert, Zeichnungen, Checklisten

Bewerbungs-Knigge [2100] **für Frauen – Tina bewirbt sich / Bewerbungs-Knigge** [2100] **für Männer – Tom bewirbt sich**, Vorbereitung, Wahl der Kleidung, Verhalten beim Bewerbungsgespräch, je € 19,70; 128 Seiten A5, kartoniert, Fotos, Checklisten

Kreativitäts-Knigge [2100], Visionärhaft denken, Scheuklappen sprengen, Mentales Risiko eingehen, € 14,95; 164 Seiten A5, kartoniert

Team und Typ-Knigge [2100], Ich und Wir, Typen und Charaktere, Team-Entwicklung, € 14,95; 128 Seiten A5, kartoniert, viele Darstellungen

Die flotte Generation Y im 21. Jahrhundert, selbstbewusst – lebensbetonend – flexibel. Wie mit der Generation Y zielorientiert und erfolgreich gearbeitet werden kann, € 12,95; 116 Seiten A5, kartoniert, Zeichnungen

Die flotte Generation Z im 21. Jahrhundert, entscheidungsfreudig – effizient – eigenverantwortlich. Wie mit der Generation Z zielorientiert und erfolgreich gearbeitet werden kann, € 12,95; 140 Seiten A5, kartoniert, Zeichnungen

Rhetorik, Soft Skills, Hochschule, Beruf

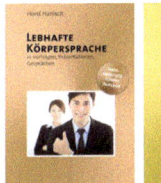 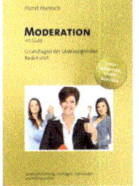 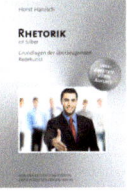

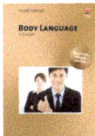 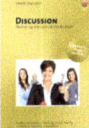 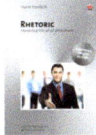

Englisch:

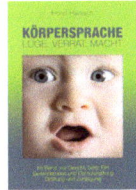 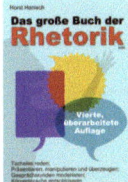 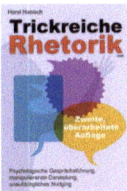 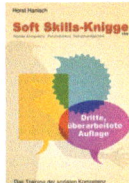

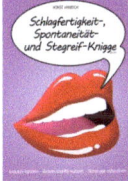 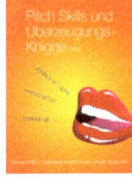 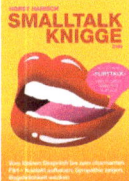 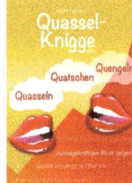

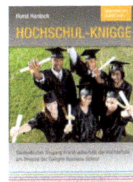 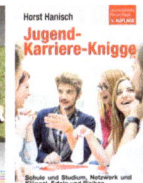 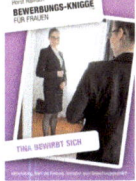 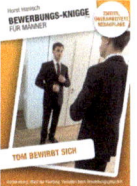

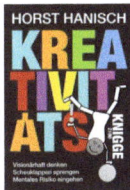 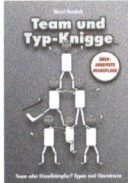 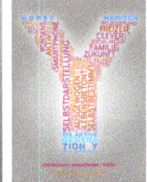 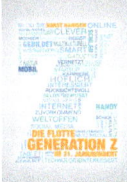

Beratung, Coaching, Seminar

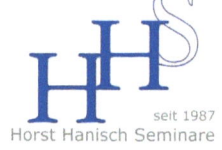

seit 1987
Horst Hanisch Seminare

Wer hat nicht gerne mit Menschen zu tun, die selbstbewusst und selbstsicher mit anderen Menschen umgehen?

Geschäftspartnern, die die elementaren Regeln des ‚Benimms' beherrschen, stehen die Türen zum Erfolg offen.

Unternehmen, die neben ihrer fachlichen Leistung auch ‚menschlich' überzeugen wollen, bieten wir für ihre Mitarbeiterinnen und Mitarbeiter aktives Training im Umgang mit Kunden, Gästen, Kollegen und Gesprächspartnern an.

Auf unserer Website informieren wir Sie über unsere Angebote:

- Firmen-Internes-Training
- → Business-Etikette und das Lehrmenü
- → Präsentieren, Moderieren, Kommunizieren
- → Körpersprache und ihre Geheimnisse
- Offen ausgeschriebene Seminare
- → Teuflische Rhetorik
- → Flottes Reden vor und zu anderen
- → Der erste Eindruck

- → Ladies Power
- Individuelles Einzelcoaching
- → Authentisches Auftreten
- → Dress for Success
- → Verhandlungstechniken
- → Persönlichkeit
- Interkulturelles Training
- Freundlichkeits-Checks in Unternehmen
- Workshops
- → Soft Skills

- → Team-Training
- Intensiv-Training für
- → TV-Auftritte
- → Vorträge
- → Präsentationen
- → Reden
- Fachliteratur und Arbeitsunterlagen
- Vorträge/Speaker
- → Vor kleinem und vor großem Publikum

Individuelles Coaching für Einzelpersonen: Und, wer es ganz individuell mag, greift zurück auf ein Einzel-Coaching. Hier werden ganz persönliche Herausforderungen angegangen, mit Themen wie:

- Interkulturelle Kompetenz
- Selbstsicheres Auftreten
- Präsentations-Techniken
- Erfolgreiche Verhandlungsführung

- Der Erste Eindruck
- Bewerbungstraining
- Rhetorik und Überzeugungskraft

und andere Themen – direkt auf die besonderen Bedürfnisse des Einzelnen zugeschnitten. Besuchen Sie uns auf www.knigge-seminare.de

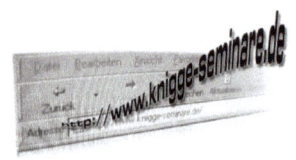

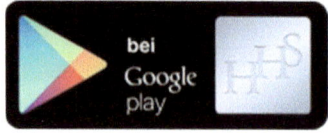

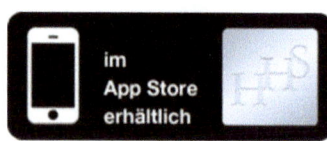